国家卫生健康委员会
十三五
全国高等职业教育配套教材

供护理类专业用

护用药理学
实验与学习指导

主　编　秦红兵　姚　伟

副主编　沈华杰　黄幼霞　范业宏　何　颖

编　者（以姓名笔画为序）

马月宏（内蒙古医科大学）　　　　　　　范业宏（黑龙江护理高等专科学校）

马晓茜（山东医学高等专科学校）　　　　姚　伟（山东医学高等专科学校）

王　梅（沧州医学高等专科学校）　　　　秦红兵（江苏医药职业学院）

王志亮（枣庄科技职业学院）　　　　　　秦博文（承德护理职业学院）

王知平（山西卫生健康职业学院）　　　　高春艳（首都医科大学燕京医学院）

卢林屹（贵州工商职业学院大健康学院）　郭　鹭（黑龙江护理高等专科学校）

孙宏丽（哈尔滨医科大学大庆校区）　　　郭永洪（云南工商学院大健康学院）

严继贵（安徽医学高等专科学校）　　　　黄幼霞（泉州医学高等专科学校）

李　昶（娄底职业技术学院）　　　　　　谢　田（黑龙江护理高等专科学校）

何　颖（大庆医学高等专科学校）　　　　褚燕琦（首都医科大学宣武医院）

沈华杰（天津医学高等专科学校）　　　　熊存全（江苏医药职业学院）

张晓红（大理护理职业学院）

人民卫生出版社
·北京·

图书在版编目（CIP）数据

护用药理学实验与学习指导 / 秦红兵，姚伟主编. —北京：人民
卫生出版社，2021. 12（2023. 12 重印）

ISBN 978-7-117-32600-1

Ⅰ.①护⋯　Ⅱ.①秦⋯②姚⋯　Ⅲ.①护理学 - 药理学 - 医学
院校 - 教学参考资料　Ⅳ.①R96

中国版本图书馆 CIP 数据核字（2021）第 268690 号

人卫智网	**www.ipmph.com**	医学教育、学术、考试、健康，
		购书智慧智能综合服务平台
人卫官网	**www.pmph.com**	人卫官方资讯发布平台

护用药理学实验与学习指导
Huyong Yaolixue Shiyan yu Xuexi Zhidao

主　　编：秦红兵　姚　伟
出版发行：人民卫生出版社（中继线 010-59780011）
地　　址：北京市朝阳区潘家园南里 19 号
邮　　编：100021
E - mail：pmph @ pmph.com
购书热线：010-59787592　010-59787584　010-65264830
印　　刷：人卫印务（北京）有限公司
经　　销：新华书店
开　　本：787×1092　1/16　印张：9.5
字　　数：243 千字
版　　次：2021 年 12 月第 1 版
印　　次：2023 年 12 月第 2 次印刷
标准书号：ISBN 978-7-117-32600-1
定　　价：25.00 元

前 言

本教材为国家卫生健康委员会"十三五"规划教材《护用药理学》（第 4 版）的配套教材。《护用药理学实验与学习指导》自出版以来，受到广大院校师生的充分肯定。为了更好地适应和满足高等职业教育护理专业教学改革需要，我们对《护用药理学实验与学习指导》进行了修订。

本教材由护用药理学实验与学习指导两部分组成。护用药理学实验部分包括实验目的和要求、动物实验基本操作技能、实验项目；学习指导部分包括学习方法概述、测试练习、综合测试练习等。

本次教材的编写和修订，以高等职业教育护理专业人才培养目标和护用药理学课程教学实际需要为依据，并结合教材使用单位的反馈意见，具体做了三方面修订。①适当增加与护理岗位技能相关的实验内容，如药物的体外配伍禁忌、硫酸镁的急性中毒及钙剂的解救、有机磷酸酯类中毒及解救等实验项目，以强化学生用药护理岗位技能的培养。②对测试练习进行优化，使测试练习题的内容及题型与护士执业资格考试对接。③进一步强化了护用药理学课程教学重点内容，有助于学生巩固所学知识。

在本教材编写过程中，我们参考了同类相关教材的内容，得到了各编写单位的大力支持，在此表示衷心的感谢！我们虽尽心竭力，但限于学术水平和时间等多方面限制，书中难免有不妥之处，恳请广大师生批评指正，以便修订完善。

秦红兵　姚　伟

2021 年 12 月

目　录

第一部分　护用药理学实验 ……………………………………………………………… 1
一、实验目的和要求 …………………………………………………………………… 1
二、动物实验基本操作技能 …………………………………………………………… 1
三、实验项目 …………………………………………………………………………… 4
 实验一　调配操作练习及溶液浓度和剂量计算 ………………………………… 4
 实验二　静脉给药速度对药物作用的影响 ……………………………………… 4
 实验三　药物剂量对药物作用的影响 …………………………………………… 5
 实验四　给药途径对药物作用的影响 …………………………………………… 6
 实验五　药物的体外配伍禁忌 …………………………………………………… 7
 实验六　阿托品和毛果芸香碱对瞳孔的影响 …………………………………… 7
 实验七　普鲁卡因与丁卡因的表面麻醉作用比较 ……………………………… 8
 实验八　普鲁卡因与丁卡因毒性比较 …………………………………………… 9
 实验九　药物的抗惊厥作用 ……………………………………………………… 10
 实验十　氯丙嗪的镇静安定作用和对体温的影响 ……………………………… 11
 实验十一　艾司洛尔的抗缺氧作用 ……………………………………………… 12
 实验十二　呋塞米的利尿作用 …………………………………………………… 12
 实验十三　硫酸镁的急性中毒及钙剂的解救 …………………………………… 13
 实验十四　链霉素的毒性反应及钙剂的解救 …………………………………… 14
 实验十五　有机磷酸酯类中毒及解救 …………………………………………… 15
 实验十六　用药护理方案设计 …………………………………………………… 15
 实验十七　药品说明书学习 ……………………………………………………… 16
 实验十八　执行用药医嘱 ………………………………………………………… 16

第二部分　护用药理学学习指导 ……………………………………………………… 17
一、学习方法概述 ……………………………………………………………………… 17
二、测试练习 …………………………………………………………………………… 18
 第一章　绪言 ……………………………………………………………………… 18
 第二章　药物效应动力学 ………………………………………………………… 19
 第三章　药物代谢动力学 ………………………………………………………… 21

第四章 影响药物作用的因素 ……………………………………… 23

第五章 传出神经系统药理概论 …………………………………… 25

第六章 胆碱受体激动药和胆碱酯酶抑制药 ……………………… 26

第七章 胆碱受体阻断药 …………………………………………… 28

第八章 肾上腺素受体激动药 ……………………………………… 30

第九章 肾上腺素受体阻断药 ……………………………………… 31

第十章 局部麻醉药 ………………………………………………… 33

第十一章 镇静催眠药 ……………………………………………… 34

第十二章 抗癫痫药和抗惊厥药 …………………………………… 36

第十三章 治疗中枢神经系统退行性疾病药 ……………………… 38

第十四章 抗精神失常药 …………………………………………… 40

第十五章 镇痛药 …………………………………………………… 42

第十六章 解热镇痛抗炎药 ………………………………………… 43

第十七章 中枢兴奋药和改善脑代谢药 …………………………… 45

第十八章 利尿药和脱水药 ………………………………………… 46

第十九章 抗高血压药 ……………………………………………… 48

第二十章 抗充血性心力衰竭药 …………………………………… 50

第二十一章 抗心律失常药 ………………………………………… 52

第二十二章 抗心绞痛药 …………………………………………… 54

第二十三章 调血脂药和抗动脉粥样硬化药 ……………………… 56

第二十四章 肾上腺皮质激素类药 ………………………………… 57

第二十五章 甲状腺激素和抗甲状腺药 …………………………… 60

第二十六章 胰岛素和口服降血糖药 ……………………………… 61

第二十七章 性激素类药和避孕药 ………………………………… 63

第二十八章 作用于子宫药物 ……………………………………… 65

第二十九章 抗过敏药 ……………………………………………… 66

第三十章 作用于血液和造血器官药物 …………………………… 67

第三十一章 作用于呼吸系统药物 ………………………………… 69

第三十二章 作用于消化系统药物 ………………………………… 71

第三十三章 抗菌药物概述 ………………………………………… 73

第三十四章 β-内酰胺类抗生素 …………………………………… 75

第三十五章 大环内酯类、林可霉素类、多肽类及多磷类抗生素 … 77

第三十六章 氨基糖苷类抗生素 …………………………………… 79

第三十七章 四环素类和氯霉素类抗生素 ………………………… 81

第三十八章 人工合成抗菌药 ……………………………………… 83

第三十九章 抗真菌药和抗病毒药 ………………………………… 85

第四十章 抗结核病药 ……………………………………………… 86

第四十一章 抗寄生虫病药 ………………………………………… 88

第四十二章　消毒防腐药 ………………………………………… 90

第四十三章　抗恶性肿瘤药 ……………………………………… 91

第四十四章　影响免疫功能药物 ………………………………… 93

第四十五章　特效解毒药 ………………………………………… 94

三、测试练习参考答案 …………………………………………… 96

四、综合测试练习 ………………………………………………… 125

第一部分 护用药理学实验

一、实验目的和要求

（一）实验目的

实验教学是护用药理学教学的一个重要组成部分，为学生提供了一个理论联系实际的机会。实验教学的目的不仅在于学习实验的基本方法，验证基本理论和知识，加强对理论知识的理解和掌握。同时，更重要的是通过各种实验方法的具体实践，培养学生的基本操作技能以及分析问题、解决问题的能力，培养学生认真、负责、严谨、求实的工作态度，为学习后继课程、进行临床护理实践和医学科学研究奠定基础。

（二）实验要求

1. 实验前要认真预习实验指导，熟悉有关实验内容，明确实验目的和要求，掌握实验方法、步骤；还需要了解有关仪器设备的性能、配置，熟悉仪器设备的操作规程及安全注意事项。

2. 实验时要先检查材料是否与实验要求相符；要求认真、正确操作，准确计算用药剂量，切实做到独立思考、科学操作、细致观察、真实记录。

3. 实验过程中要注意安全操作，保持实验室安静、整齐、清洁，如遇有器材损坏应及时报告指导教师。

4. 实验完毕应及时整理实验数据；清洁实验用具，认真整理好后放回原处；不得将实验使用的动物、药品、仪器等带出实验室；最后安排值日生做好实验室清洁卫生工作，关好水、电、门窗等。

5. 实验结束后及时书写实验报告，按时送交老师。实验报告的内容包括实验题目、日期、室温、目的、材料、方法、结果、讨论、结论和临床意义等。

二、动物实验基本操作技能

（一）常用实验动物的捉拿方法

1. **蛙和蟾蜍的捉拿法**　左手握持动物，用示指和中指夹住其左前肢，拇指压住右前肢，将双下肢拉直，用小指及无名指夹住，即可将其固定于手掌中，如实验图1所示。

2. **小白鼠的捉拿法**　用右手抓住鼠尾，将鼠提起，放置于鼠笼上或其他易攀抓处，将其尾轻轻向后拉，用左手拇指和示指沿其背部向前捏住其双耳及头颈部皮肤，然后将其翻转使腹部向上平卧于掌心中，用小指与手掌尺侧夹住其尾根部，便可将小白鼠牢固捉持，如实验图2所示。

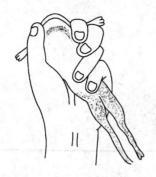

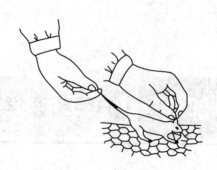

| 实验图 1　蛙和蟾蜍的捉拿法 | 实验图 2　小白鼠的捉拿法 |

　　3. 家兔的捉拿法　用一手抓住兔颈背部皮肤,一手托住臀部,将其轻轻提起,使其呈坐位姿势。切不可握持双耳提起兔体,也不可抓其后腿提起,以免被兔爪抓伤。

　　（二）常用实验动物的给药方法

　　1. 小白鼠的给药方法

　　（1）灌胃法:左手捉拿鼠,将其腹部朝向灌胃者,头部向上,颈部拉直。右手持配有灌胃针头的注射器,自口角插入口腔,与食管成一直线,然后从舌背面紧沿上腭壁缓慢插入食管,如无阻力、鼠无挣扎、无呼吸异常、口唇无发紫等现象,即可小心注入药液。如遇阻力,应退回重插,以免插入气管导致动物死亡,如实验图 3 所示。

　　（2）腹腔注射法:左手捉拿鼠,将其腹部向上,头部略向下,右手持注射器,与腹壁呈 35°,从一侧下腹部向头端刺入腹腔,即可将药物注入,如实验图 4 所示。进针角度不宜太小,部位不可太高,刺入不能过深,否则易损伤内脏。

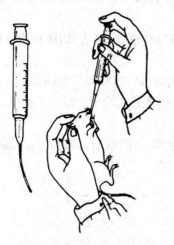

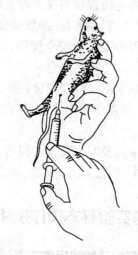

| 实验图 3　小白鼠的灌胃法 | 实验图 4　小白鼠的腹腔注射法 |

　　（3）皮下注射法:可两人合作,一人一手抓住鼠头部皮肤,一手拉住鼠尾向两端牵拉固定。另一人用左手捏起鼠背部皮肤,右手持注射器,将针头刺入背部皮下即可注入药液。若一人操作,按前面捉拿小白鼠的方法,翻转左手,使鼠腹部向下,右手持注射器,针头沿头部方向穿入皮下,向前推至右前肢腋下部位,注入药液即可。

　　（4）静脉注射:一般选择鼠尾静脉,将小白鼠置于特制的固定筒内或鼠笼内,露出尾部,先用温水浸泡约 10min，再用 75% 乙醇涂擦尾部，使其表皮角质软化，血管扩张，左手拉鼠尾，右手进行静脉穿刺即可，如实验图 5 所示。

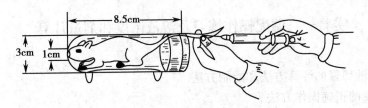

实验图 5　小白鼠的尾静脉注射法

2. 家兔的给药方法

（1）灌胃法：由两人合作，一人取坐位，用两腿夹住兔身，左手抓住兔双耳，固定头部，右手抓住两前肢固定前身。另一人将兔开口器由兔口角横放于口内，并将兔舌压于下面固定之。取胃管（8 号导尿管）涂以液体石蜡，从开口器的中央孔，沿上腭后壁缓缓送入食管中，约 15~18cm 即可进入胃内（为确保胃管已插入胃内，可将胃管的另一端放入水中，如水中不出现气泡，家兔也无呼吸困难或无剧烈挣扎可予以确认，否则须拔出重插）。当确认无误时，装好已吸好药液的注射器，推入药液，再注入少量清水，使胃管内药液全部进入胃内。捏住胃管外口，拔出并取出开口器，如实验图 6 所示。

（2）皮下、肌内及腹腔注射法：与小白鼠的相应注射法基本相同。

（3）静脉注射法：一般选择耳缘静脉。将兔固定，在耳壳背部外侧缘，从耳尖部向根部方向拔去毛，使血管扩张并充分暴露后，注射者用左手中指和示指用力夹住兔耳静脉近心端，使静脉充盈。再用拇指和无名指捏住兔耳尖部静脉缘，并将所选定的注射部位的兔耳拉直抻平，右手持抽好药液的注射器，针尖斜面向上，选好注射点，以 15° 左右的角度将针头正对血管刺入静脉内，刺入约 1mm 即可放平针头，继续使针尖在血管内推进。当针尖进入血管约三分之一，即可用拇指和无名指将针头进入静脉部分和外露部分同时与兔耳一起固定住，并放松示指和中指解除近心端的压力。即可推注药，如无阻力，并见血管立即变白，表明针头在血管内，即可将药液完全推入。若有阻力或见针尖处有小丘鼓起，表示针头未刺入血管内，应将其拔出，重新注射。药液注射完毕，用干棉球压住针眼，拔出针头，继续按压片刻，至不出血为止，如实验图 7 所示。

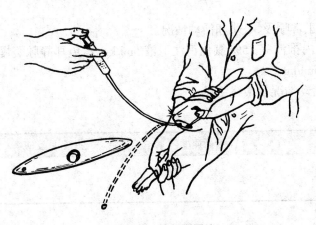
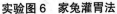
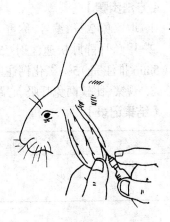

实验图 6　家兔灌胃法　　　　　　　　　　**实验图 7　家兔耳静脉注射法**

三、实验项目

实验一 调配操作练习及溶液浓度和剂量计算

【实验目的】

1. 掌握浓溶液稀释的计算方法和配制方法。
2. 学会称、量的正确操作方法。
3. 提高学生对护理基层工作的适应能力。

【实验材料】

1. 器材 5ml、50ml 和 100ml 量杯各 1 个、玻璃棒 1 根、调剂天平 1 架、药匙 1 把。
2. 药物 95% 乙醇、蒸馏水、碘、碘化钾。

【方法步骤】

1. 配制 75% 乙醇 100ml 根据公式 $C_1V_1=C_2V_2$，计算出配制 75% 乙醇 100ml 所需 95% 乙醇的量。取 100ml 量杯一个，倒入所需的 95% 乙醇，再加入适量的蒸馏水至 100ml，搅拌均匀即得。

2. 配制 3% 碘酊 50ml 称取碘化钾 1g 置入 50ml 量杯内，加蒸馏水 2ml，搅拌使之完全溶解，再称取碘 1.5g 加入上液中，并加入少量 95% 乙醇搅拌使之溶解后，再加入蒸馏水 23ml，最后加 95% 乙醇至 50ml，搅拌均匀即得。

实验二 静脉给药速度对药物作用的影响

【实验目的】

1. 观察静脉给药速度不同对药物作用的影响并联系其临床意义。
2. 练习家兔的捉拿及耳静脉注射法。
3. 了解注射器结构及正确使用方法。

【实验材料】

1. 动物 家兔。
2. 器材 磅秤 1 台、10ml 注射器 2 支、血管钳 1 把、75% 乙醇棉球、干棉球。
3. 药物 5% 氯化钙注射液。

【方法步骤】

1. 取家兔 2 只，编号、称重，观察正常呼吸、心跳和活动情况。
2. 甲兔耳静脉快速注射（5~10s 内推注完）5% 氯化钙注射液 5ml/kg，乙兔耳静脉缓慢注射（5min 推注完）5% 氯化钙注射液 5ml/kg。
3. 观察、比较两兔呼吸、心跳和活动情况及最终结果。

【结果记录】

兔号	体重 /kg	给药速度	用药后反应
甲			
乙			

【注意事项】

1. 所用药物必须在规定时间内一次推注完毕。

2. 给药速度,各组按实际所用时间记录。

实验三　药物剂量对药物作用的影响

(一)家兔实验法

【实验目的】

1. 观察药物的不同剂量对药物作用的影响。

2. 理解临床用药时应严格掌握用药剂量的重要性。

3. 熟练掌握家兔的捉拿和耳静脉注射法。

【实验材料】

1. 动物　家兔。

2. 器材　磅秤 1 台、5ml 注射器 2 支、血管钳 1 把、75% 乙醇棉球、干棉球。

3. 药物　1% 硫喷妥钠注射液、0.2% 硫喷妥钠注射液。

【方法步骤】

1. 取家兔 2 只,称重、编号后,观察正常活动和翻正反射情况。

2. 甲兔耳静脉注射 1% 硫喷妥钠注射液 1ml/kg,乙兔耳静脉注射 0.2% 硫喷妥钠注射液 1ml/kg。

3. 观察和比较两兔用药后的反应。

【结果记录】

家兔	体重 /kg	药物与剂量	翻正反射消失时间
甲		1% 硫喷妥钠注射液	
乙		0.2% 硫喷妥钠注射液	

【注意事项】

1. 翻正反射是指动物可保持正常姿势,若将其仰卧,动物会立即翻正过来。中枢神经受到抑制后,动物的翻正反射可能消失。

2. 翻正反射消失时间是指药物注射完毕至翻正反射刚好消失的时间。

(二)小白鼠实验法

【实验目的】

1. 观察药物的不同剂量对药物作用的影响。

2. 理解临床用药时应严格掌握用药剂量的重要性。

3. 练习小白鼠的捉拿和腹腔注射法。

【实验材料】

1. 动物　小白鼠。

2. 器材　托盘天平 1 台、钟罩 2 个、1ml 注射器 2 支。

3. 药物　0.2% 苯甲酸钠咖啡因(简称安钠咖)注射液、2% 苯甲酸钠咖啡因注射液。

【方法步骤】

1. 取小白鼠 2 只,编号、称重后,分别放入钟罩下观察正常活动。

2. 甲鼠腹腔注射 0.2% 安钠咖注射液 0.2ml/10g, 乙鼠腹腔注射 2% 安钠咖注射液 0.2ml/10g。

3. 给药后分别放回钟罩内, 观察有无兴奋、竖尾、惊厥甚至死亡等情况, 记录作用发生的时间。

【结果记录】

鼠号	体重 /g	药物与剂量	用药后反应	发生时间
甲				
乙				

注：本实验也可选用 2% 水合氯醛注射液 0.05ml/10g、0.15ml/10g 分别腹腔注射。

实验四　给药途径对药物作用的影响

（一）家兔实验法

【实验目的】

1. 观察不同给药途径对药物作用的影响。
2. 熟练掌握家兔耳静脉注射法和肌内注射法。

【实验材料】

1. 动物　家兔。
2. 器材　磅秤 1 台、5ml 注射器 2 支、血管钳 1 把、75% 乙醇棉球、干棉球。
3. 药物　5% 异戊巴比妥钠注射液。

【方法步骤】

1. 取家兔 2 只, 编号、称重后, 观察正常活动和翻正反射情况。
2. 甲兔耳静脉注射 5% 异戊巴比妥钠注射液 1ml/kg, 乙兔肌内注射 5% 异戊巴比妥钠注射液 1ml/kg。
3. 比较两兔用药后反应。

【结果记录】

家兔	药物与剂量	给药途径	翻正反射消失时间
甲		静脉注射	
乙		肌内注射	

（二）小白鼠实验法

【实验目的】

1. 观察不同给药途径对药物作用的影响。
2. 练习小白鼠的捉拿法、灌胃法和肌内注射法。

【实验材料】

1. 动物　小白鼠。
2. 器材　托盘天平 1 台、1ml 注射器 2 支、小白鼠灌胃器 1 个、钟罩 2 个。
3. 药物　10% 硫酸镁注射液。

【方法步骤】

1. 取 2 只体重相近的小白鼠,编号、称重后,观察其正常活动。

2. 以 10% 硫酸镁注射液 0.2ml/10g 剂量分别给甲鼠肌内注射和乙鼠灌胃后,分别放入钟罩内,观察两鼠用药后反应。

【结果记录】

鼠号	体重 /g	药物与剂量	给药途径	用药后反应
甲			肌内注射	
乙			灌胃	

【注意事项】

小白鼠灌胃操作时不要用力过猛,以免刺破食管或误入气管,造成动物死亡。

实验五 药物的体外配伍禁忌

【实验目的】

1. 观察药物的体外配伍变化。

2. 学会正确使用注射剂配伍禁忌表的检索方法。

【实验材料】

1. 器材 5ml 注射器 3 支、血管钳 1 把。

2. 药物 乳糖酸红霉素注射剂 3 瓶(0.25g/ 瓶)、0.9% 氯化钠注射液、5% 葡萄糖注射液、注射用水。

【方法步骤】

1. 将乳糖酸红霉素注射剂编号为甲、乙、丙。

2. 甲瓶加入 0.9% 氯化钠注射液,乙瓶加入 5% 葡萄糖注射液,丙瓶加入注射用水,均为 5ml。

3. 振摇 3~5min 后,观察是否溶解。

【结果记录】

瓶号	溶剂	结果
甲	0.9% 氯化钠注射液	
乙	5% 葡萄糖注射液	
丙	注射用水	

实验六 阿托品和毛果芸香碱对瞳孔的影响

【实验目的】

1. 观察阿托品和毛果芸香碱对瞳孔的影响。

2. 学会家兔的滴眼法和量瞳法。

【实验材料】

1. 动物 家兔。

2. 器材　量瞳尺、剪刀。

3. 药物　1% 硫酸阿托品滴眼液、1% 硝酸毛果芸香碱滴眼液（药品标签可不写明是何药，分别用 A 药和 B 药代替）。

【方法步骤】

1. 取家兔 1 只，剪去睫毛，用量瞳尺测量并记录正常瞳孔直径。

2. 用拇指和示指将下眼睑拉成杯状，中指按住鼻泪管，右眼滴入 A 药 3 滴，左眼滴入 B 药 3 滴，使药液在眼睑内保留 2min，然后将手放开，任其溢出。

3. 滴眼 15min 后，测量两眼瞳孔直径。

【结果记录】

家兔	药物	瞳孔直径 /mm		判断所用药物
		给药前	给药后	
右眼	A 药			
左眼	B 药			

【注意事项】

1. 测量瞳孔直径时不可刺激角膜，光线和角度应前后一致。

2. 滴药时应压迫鼻泪管，以防药液流入鼻腔，经鼻黏膜吸收中毒。

3. 滴药量要准确，两药在眼内停留时间要一致。

实验七　普鲁卡因与丁卡因的表面麻醉作用比较

【实验目的】

1. 观察和比较普鲁卡因与丁卡因表面麻醉作用。

2. 学会家兔的滴眼法及眨眼反射的观测方法。

【实验材料】

1. 动物　家兔。

2. 器材　剪刀。

3. 药物　1% 盐酸普鲁卡因溶液、1% 盐酸丁卡因溶液（用 A 药、B 药分别作标签）。

【方法及步骤】

1. 取家兔 1 只，剪去睫毛，用兔须触及角膜，测试正常眨眼反射。

2. 左眼滴入 A 药 3 滴，右眼滴入 B 药 3 滴，2min 后将手放开，任其溢出，15min 后再测试眨眼反射。

【结果记录】

家兔	药物	眨眼反射		判断所用药物
		用药前	用药后	
左眼	A 药			
右眼	B 药			

【注意事项】

1. 滴眼方法及有关注意事项详见实验六。

2. 测试眨眼反射时刺激的部位和力度用药前后应一致。

3. 兔的须毛不可触及眼睑，以免影响实验结果。

实验八　普鲁卡因与丁卡因毒性比较

【实验目的】

观察和比较普鲁卡因与丁卡因的毒性作用。

（一）家兔法

【实验材料】

1. 动物　家兔。

2. 器材　磅秤 1 台、2ml 注射器 2 支、血管钳 1 把、75% 乙醇棉球、干棉球。

3. 药物　1% 盐酸普鲁卡因注射液、1% 盐酸丁卡因注射液（用 A 药、B 药作标签）。

【方法步骤】

1. 取家兔 2 只，称重、编号、观察正常活动情况。

2. 甲兔耳静脉注射 A 药 0.5ml/kg，乙兔耳静脉注射 B 药 0.5ml/kg，观察两兔用药后的反应，有无兴奋、惊厥、死亡发生。

【结果记录】

家兔	体重 /kg	药物及剂量	用药后反应	判断所用药物
甲		A 药		
乙		B 药		

（二）小白鼠法

【实验材料】

1. 动物　小白鼠。

2. 器材　托盘天平 1 台、1ml 注射器 2 支、钟罩 2 个。

3. 药物　1% 盐酸普鲁卡因注射液、1% 盐酸丁卡因注射液。

【方法步骤】

1. 取小白鼠 2 只，编号、称重，观察正常活动情况。

2. 甲鼠腹腔注射 1% 盐酸普鲁卡因注射液 0.1ml/20g，乙鼠腹腔注射 1% 盐酸丁卡因注射液 0.1ml/20g，观察两鼠用药后的反应，有无兴奋、惊厥、死亡。

【结果记录】

鼠号	体重 /g	药物及剂量	用药后反应	判断所用药物
甲		A 药		
乙		B 药		

实验九　药物的抗惊厥作用

（一）苯巴比妥钠的抗惊厥作用

【实验目的】

观察苯巴比妥钠的抗惊厥作用,并联系其临床应用。

【实验材料】

1. 动物　家兔。

2. 器材　磅秤1台,2ml、10ml注射器各1支,血管钳1把,75%乙醇棉球,干棉球。

3. 药物　0.2%盐酸二甲弗林注射液(或25%尼可刹米注射液)、1%苯巴比妥钠注射液、0.9%氯化钠注射液。

【方法步骤】

1. 取家兔2只,称重、编号,观察正常活动情况。

2. 甲兔耳静脉注射1%苯巴比妥钠溶液2.5ml/kg,乙兔耳静脉注射0.9%氯化钠注射液2.5ml/kg。

3. 30min后,甲、乙两兔均耳静脉注射0.2%盐酸二甲弗林注射液0.4ml/kg(或用25%尼可刹米注射液0.6ml/kg)。

4. 观察并比较两兔注射盐酸二甲弗林注射液后的反应。

【结果记录】

兔号	药物及剂量		惊厥发生情况		
			发生时间	惊厥程度	持续时间
甲	1%苯巴比妥钠溶液	0.2%二甲弗林注射液			
乙	0.9%氯化钠注射液	0.2%二甲弗林注射液			

【注意事项】

1. 家兔惊厥表现为阵挛性惊厥(局部肌肉发生颤抖)、强直性惊厥(四肢伸直、脊柱硬挺、头后仰、尾上翘)。

2. 惊厥出现时间是指药物注射完毕至第一次惊厥开始的时间,惊厥持续时间是指第一次惊厥开始至最后一次惊厥结束的时间。

（二）地西泮的抗惊厥作用

【实验目的】

观察地西泮的抗惊厥作用,并联系其临床应用。

【实验材料】

1. 动物　小白鼠。

2. 器材　托盘天平1台、钟罩4个、2ml注射器4支。

3. 药物　0.05%地西泮注射液、0.04%盐酸二甲弗林注射液(或2.5%尼可刹米注射液)、0.9%氯化钠注射液。

【方法步骤】

1. 取小白鼠4只,随机分为两组,编号、称重。

2. 两组小白鼠均腹腔注射0.04%盐酸二甲弗林注射液(或2.5%尼可刹米注射液)0.2ml/10g。

3. 待小白鼠出现惊厥后,甲组立即腹腔注射0.9%氯化钠注射液0.2ml/10g,乙组立即腹腔注射 0.05% 地西泮注射液 0.2ml/10g,观察两组小白鼠用药后反应。

【结果记录】

组别	鼠号	体重 /g	二甲弗林注射液	药物及剂量	给药后惊厥发生情况
甲	1			0.9% 氯化钠注射液	
	2				
乙	1			0.05% 地西泮注射液	
	2				

实验十　氯丙嗪的镇静安定作用和对体温的影响

【实验目的】

1. 观察氯丙嗪的镇静安定作用。

2. 观察在不同的环境温度下氯丙嗪对体温的影响,并联系其临床应用。

3. 学会体温表的使用和家兔体温的测量方法。

【实验材料】

1. 动物　家兔(也可用小白鼠)。

2. 药物　0.3% 盐酸氯丙嗪注射液、液体石蜡、热水。

3. 器材　磅秤 1 台、肛表 3 支、5ml 注射器 3 支、冰块、盐水瓶数个、毛巾 1 块、纸箱 1 个。

【方法步骤】

1. 取家兔 3 只,编号、称重,测量正常体温,并观察其活动情况。

2. 3 只家兔均耳静脉注射 0.3% 盐酸氯丙嗪注射液 1ml/kg。

3. 给药后将甲兔置于室温下,乙兔置于冰块上(低温),丙兔置于高温环境中,30min 后再测量体温并观察活动情况。

【结果记录】

家兔	条件	活动情况		体温		体温变化
		给药前	给药后	给药前	给药后	
甲	室温					
乙	低温					
丙	高温					

【注意事项】

1. 肛表在用前必须甩至 35℃以下,并涂上液体石蜡。

2. 测量体温时肛表插入深度(4~5cm)与放置时间(3min)前后要一致,雌兔应避免误插入阴道内。

3. 实验室温度可影响实验结果,应保持恒定,室温必须在 30℃以下。

4. 高温环境　将热水灌于数个盐水瓶中(根据需要),用湿热毛巾包住盐水瓶,既可避免家兔被烫伤,又可造成局部环境温度升高,形成高温环境(最好在 34~36℃),将盐水瓶置于纸箱中,家兔注射完氯丙嗪后,将各实验小组的丙兔做好标记,置于纸箱中,30min 后取出,观察活动情况并测量体温。

实验十一　艾司洛尔的抗缺氧作用

【实验目的】

1. 观察艾司洛尔对动物缺氧的耐受力的影响,联系其临床应用。

2. 学会小白鼠的耐缺氧实验方法。

【实验材料】

1. 动物　小白鼠。

2. 药物　0.1% 盐酸艾司洛尔注射液、0.9% 氯化钠注射液、钠石灰。

3. 器材　托盘天平 1 台、250ml 广口瓶 1 只、1ml 注射器 2 支、秒表 1 只、大烧杯 1 只。

【方法步骤】

1. 取 250ml 广口瓶 1 个,放入钠石灰 15g,以吸收二氧化碳和水分。

2. 取小鼠(体重为 20g±2g 为宜)2 只,编号、称重。一只腹腔注射 0.1% 盐酸艾司洛尔注射液 0.2ml/10g,另一只腹腔注射 0.9% 氯化钠注射液 0.2ml/10g。

3. 给药 15min 后,将鼠同时放入广口瓶中,盖严瓶口(瓶盖可涂凡士林以便盖严),立即记录时间。观察两鼠直至死亡,记录各鼠的存活时间。

【结果记录】

综合各实验组实验结果,分别计算出给药组和对照组小白鼠的平均存活时间,再用下式求得存活时间延长百分率。

$$存活时间延长百分率(\%)=\frac{(给药组平均存活时间-对照组平均存活时间)}{对照组平均存活时间}\times100\%$$

实验十二　呋塞米的利尿作用

【实验目的】

1. 观察呋塞米的利尿作用,并联系其临床应用。

2. 初步学会家兔背位固定法和插导尿管的方法。

【实验材料】

1. 动物　雄性家兔。

2. 药物　1% 的呋塞米注射液、液体石蜡。

3. 器材　磅秤 1 台、兔解剖台 1 个、绑线 4 根、50ml 烧杯 2 个、2ml 注射器 1 支、8 号导尿管 1 根、胶布。

【方法步骤】

1. 取雄性家兔 1 只,称重,将家兔背位固定于兔解剖台上。

2. 将用液体石蜡润滑过的导尿管,从尿道外口插入膀胱,当导尿管进入膀胱即有尿液滴出,再插入 1~2cm,共计插入 8~10cm,然后用胶布固定于兔体上,适度按压家兔下腹部,使膀胱内积尿排尽。

3. 收集 30min 滴出的尿液,记录其尿量,作为给药前的对照值。然后耳静脉注射 1% 呋塞米注射液 0.5ml/kg,收集用药后 30min 的总尿量。

【结果记录】

家兔	用药前	用药后	尿液增加量 /ml
30min 总尿量 /ml			

【注意事项】

1. 实验前家兔充分喂食含水较多的蔬菜,或灌水 30ml。

2. 插导尿管时动作宜轻缓,以免损伤尿道。若尿道口因受刺激而红肿,可局部涂擦 1% 丁卡因注射液(也可在插导尿管前,先用 1% 丁卡因注射液涂擦尿道口)。

3. 家兔和导尿管必须固定稳,以免实验过程中兔的挣扎而使导尿管脱出,影响实验结果。

实验十三 硫酸镁的急性中毒及钙剂的解救

【实验目的】

1. 观察硫酸镁的急性中毒表现及钙剂的解救效应。

2. 初步学会硫酸镁急性中毒的解救方法。

【实验材料】

1. 动物 家兔。

2. 药物 10% 硫酸镁注射液、5% 氯化钙溶液。

3. 器材 磅秤 1 台,5ml、10ml 注射器各 1 支,兔固定器 1 个,75% 乙醇棉球。

【方法步骤】

1. 取家兔 1 只,称重,观察正常活动及四肢肌张力情况。

2. 耳静脉注射 10% 硫酸镁注射液 2ml/kg,观察用药后家兔的活动情况及体位变化有何改变并作记录。

3. 当家兔出现行动困难、低头卧倒时,立即由耳静脉缓慢注射 5% 氯化钙溶液 4~8ml,直至站立为止。

【结果记录】

家兔	活动情况	肌张力
给药前		
用硫酸镁后		
用氯化钙后		

【注意事项】

1. 注射硫酸镁之前必须把氯化钙准备好,耳静脉注射点找好。

2. 注射硫酸镁的速度需稍快些,太慢不出现作用。但注射速度过快则中毒严重,不容易解救。

3. 也可通过观察耳缘动静脉颜色明显变深作为硫酸镁中毒的早期指标。

4. 注射氯化钙的速度须缓慢,过快会使动物中毒死亡。

5. 抢救后可能再次出现麻痹,应再次适当补充钙剂。

实验十四 链霉素的毒性反应及钙剂的解救

（一）家兔实验法

【实验目的】

1. 观察链霉素阻断神经肌肉接头引起的毒性反应。

2. 初步学会链霉素中毒的解救方法。

【实验材料】

1. 动物 家兔。

2. 药物 25% 硫酸链霉素溶液、10% 葡萄糖酸钙溶液或 5% 氯化钙溶液。

3. 器材 婴儿秤 1 台、剪刀 1 把、10ml 注射器 2 支、棉球。

【方法步骤】

1. 取家兔 1 只，称重，观察并记录家兔的呼吸、翻正反射和四肢肌张力。

2. 肌内注射 25% 硫酸链霉素溶液 2.5ml/kg，观察家兔的反应。当出现呼吸频率减慢，肌张力降低时，耳静脉缓慢注射 5% 氯化钙溶液 1.6ml/kg，观察结果。

【结果记录】

家兔	呼吸 /（次·$\min^{-1}$）	翻正反射	四肢肌张力
用药前			
用链霉素后			
用氯化钙后			

【注意事项】

1. 须待中毒症状明显后（约 20min），方可进行解救。

2. 注射氯化钙时，速度须缓慢。

（二）小白鼠实验法

【实验目的】

1. 观察链霉素的急性中毒症状。

2. 学会链霉素急性中毒的解救方法。

【实验材料】

1. 动物 小白鼠。

2. 器材 托盘天平 1 台、1ml 注射器 2 支、大烧杯 2 个。

3. 药物 4% 硫酸链霉素注射液、1% 氯化钙注射液、0.9% 氯化钠注射液。

【方法步骤】

1. 取体重相近的小白鼠 2 只，编号、称重。观察其正常活动、呼吸和肌张力情况。

2. 甲鼠腹腔注射 1% 氯化钙注射液 0.1ml/10g，乙鼠腹腔注射 0.9% 氯化钠注射液 0.1ml/10g，待 6~7min 后，两鼠分别腹腔注射 4% 硫酸链霉素注射液 0.1ml/10g。观察给药后反应。

【结果记录】

鼠号	体重 /g	药物及剂量	用药后反应
甲			
乙			

实验十五 有机磷酸酯类中毒及解救

【实验目的】

1. 观察敌百虫的中毒反应。

2. 观察和比较阿托品、碘解磷定的解毒效果。

3. 初步学会有机磷酸酯类中毒的解救方法。

【实验材料】

1. 动物 家兔。

2. 器材 磅秤 1 台、5ml 注射器 3 支、量瞳尺 1 把、滤纸 1 张、血管钳 1 把、75% 乙醇棉球、干棉球。

3. 药物 5% 敌百虫溶液、0.1% 硫酸阿托品注射液、2.5% 碘解磷定注射液。

【方法步骤】

1. 取家兔 1 只,称其体重,观察并记录其呼吸频率、腺体分泌、肌张力、瞳孔大小、有无排便等情况。

2. 耳静脉注射 5% 敌百虫溶液 2.0ml/kg,观察上述各项指标的变化情况（若 20min 后仍无任何中毒症状,可追加注射 0.5ml/kg）。

3. 待中毒症状明显时,耳静脉注射 0.1% 硫酸阿托品注射液 1.0ml/kg。

4. 待阿托品应该解除的症状均已缓解后,观察并记录上述各项指标的变化。再由耳静脉注射 2.5% 碘解磷定注射液 2.0ml/kg,观察并记录上述各项指标的变化,比较两个解救药的解救效果。

【结果记录】

家兔	瞳孔直径 /mm	呼吸 /（次·min⁻¹）	唾液分泌	大小便	肌肉震颤
用药前					
用敌百虫后					
用阿托品后					
用碘解磷定后					

【注意事项】

1. 敌百虫中毒症状出现稍慢（20min 左右）,必须待中毒症状明显后才进行解救（以瞳孔缩小到只有 3~4mm 为准）。

2. 记录唾液时用滤纸直接在兔口唇处按压 1s 后,用笔圈出湿润范围的大小并写上观察序号以便前后比较。大、小便可分别记录其有无及数量多少。

实验十六 用药护理方案设计

【实验目的】

培养学生将理论知识向实际应用转化的临床思维能力。

【方法步骤】

1. 将学生分成若干学习小组,每组 4~6 人。

2. 教师在教材中选择 2~4 个临床病房内常用且对用药护理有较高要求的药物,如地高辛、青霉素、肾上腺素、氨茶碱、阿奇霉素等,以学习小组为单位,利用课外时间,参照教材中"护理要点提示"设计用药护理方案,鼓励学生自行到临床获取相关知识。

3. 采取"角色扮演"(护士和患者)法,各学习小组分别在全班介绍本组"用药护理方案"。然后,先由学生进行点评和推荐设计较好的学习小组。最后,由教师和来自临床一线的护理专家进行点评。

实验十七 药品说明书学习

【实验目的】

药品说明书既是护生在未来护理职业岗位上获取药物知识的主要途径,也是进行用药护理的主要依据。通过培养学生阅读药品说明书的能力,促进学生自学能力的提高。

【方法步骤】

1. 将学生分成若干学习小组,每组 4~6 人。

2. 教师选择目前临床较常用的药物 2~4 个,将相应的药品说明书发给各学习小组,让学生以学习小组为单位,利用课外时间,根据药品说明书设计用药护理方案。

3. 采取"角色扮演"(护士和患者)法,各学习小组分别在全班介绍本组"用药护理方案"。然后,先由学生进行点评和推荐设计较好的学习小组。最后,由教师或来自临床一线的护理专家进行点评。

实验十八 执行用药医嘱

【实验目的】

促进基础理论知识与临床实践的对接,培养学生执行用药医嘱的能力。

【方法步骤】

1. 将学生分成若干学习小组,每组 4~6 人。

2. 带学生到医院见习用药医嘱执行流程。

3. 教师选择 2~4 份用药医嘱单,发给各学习小组,让学生以学习小组为单位,利用课外时间,设计用药医嘱执行整体方案包括取药、配药、给药和用药护理。

4. 采取"角色扮演"法,在校内开办"模拟病房"和"模拟药房",各学习小组分别模拟展示用药医嘱执行的全过程。然后,先由学生进行点评和推荐设计较好的学习小组。最后,由教师或来自临床一线的护理专家进行点评。

（秦红兵 马月宏 卢林屹）

第二部分

护用药理学学习指导

一、学习方法概述

学习方法对于学习具有十分重要的意义。学生掌握了正确的学习方法,将有助于激发学习兴趣,培养学习能力,提高学习效果。

（一）运用辩证法指导学习

护用药理学中蕴含着丰富的辩证唯物主义思想:药物的"防治作用"与"不良反应"反映了事物的两重性;药物的"治疗作用"与"副反应"既对立又统一,二者在一定的条件下可以相互转化,体现了对立统一的规律;药物随着剂量的增加,其作用逐渐增强,但若超过了一定的"度",则会出现毒性反应,这种"量效关系"符合质量互变规律;某一具体药物,既具有其"个性",又具有同类药物的"共性"等。对于这些护用药理学的基本理论和基本知识,倘若孤立地去认识和理解,或者死记硬背,其学习效果往往是事倍功半。如果学会运用唯物辩证法去指导学习,采用正确的科学思维方法去分析和理解问题,将有助于学生对护用药理学基本理论和基本知识的理解和记忆,从而提高学习的效率。

（二）进行有目的性预习

护用药理学研究的内容是以基础医学中的人体解剖学与组织胚胎学、生理学、生物化学、病理学与病理生理学、病原生物学与免疫学等学科的相关理论和知识为基础,在学习护用药理学时,若缺乏前期基础医学课程的相关知识,要想学好本课程是相当困难的。目的性预习是指在上新课前有目的地复习与所授课程的前期课程内容,以帮助学生对授课内容的理解,提高学习效果。如在学习传出神经系统药物时,复习人体解剖学与组织胚胎学、生理学中"传出神经系统"的相关内容;学习抗充血性心力衰竭药时,复习病理学与病理生理学中"充血性心力衰竭"的相关内容。

（三）善于抓住学习的重点

护用药理学需要掌握的知识内容很多,在短时间内达到学习的目标,其关键是能否把握学习的重点。一般情况下,授课教师在课堂上会突出和强调重点内容,学生应及时捕捉这一信息。从护用药理学整体角度考虑,应把握重点章节及重点药物。对于具体药物而言,其知识点涉及药理作用、临床应用、不良反应、禁忌证等方面,其中"药理作用"是重点,其他内容都与"药理作用"有着内在的联系。根据"药理作用",大致可以推导出该药物其他方面的知识。如根据糖皮质激素的"抗免疫作用",可衍射推导出"临床应用",可推导出治疗过敏性疾病和自身免疫性疾病;"不良反应",可推导出诱发或加重感染;"禁忌证",可推导出抗菌药物不能控制的细菌感染或真菌感染。由此可见,药物的"药理作用"是"纲",其他方面的知识点是"目",把握了学习的重点,就能够达到"举一纲而万目张"的效果。此外,在同类药物中,应着重掌握有代表性的药物,如β受体阻断药中的普萘洛尔、镇静催眠药中的地西泮、抗心绞痛药中的硝酸甘油。

（四）遵循遗忘规律进行复习

遗忘是学习过程中的正常现象,从某种意义上讲,克服遗忘、巩固知识最有效的方法就是复习。首先是选择好复习的时间和次数。德国心理学家赫尔曼·艾宾浩斯(Hermann Ebbinghaus)通过多次实验,绘制了第一个"遗忘曲线",即著名的"艾宾浩斯遗忘曲线",揭示了遗忘的发生、发展规律。从曲线中可以看出,遗忘是在识记之后不久就开始的。同时,遗忘的进程是不均衡的:最初遗忘很快,以后逐渐缓慢。许多研究也表明,3d到1周内的遗忘最快。据此规律,对学习的新课内容及时进行复习是非常必要的。复习时间和次数大致可以这样安排,当日复习一次,然后隔3d、1周、1个月分别再复习一次。其次是不断提高复习的水平。

"复习不是为了修补倒塌的建筑物,而是为了加固原来的结构,并且添建一层新的楼房。"这句话告诉我们,复习绝非是机械地重复,而是在原有基础上有所提高,通过复习实现一次飞跃。所以,在复习时应善于对学过的知识进行总结、归纳,把重点内容概括和提炼出来,正如我国著名的数学家华罗庚先生所说:"把书读'薄',从而有效地掌握已学过的知识"。

（秦红兵）

二、测试练习

第一章　绪　言

（一）名词解释

1. 药物
2. 药理学
3. 药物效应动力学
4. 药物代谢动力学

（二）填空题

1. 药理学研究的内容包括＿＿＿＿和＿＿＿＿。
2. 药理学的学科任务是＿＿＿＿、＿＿＿＿和＿＿＿＿。
3. 特殊药品包括＿＿＿＿、＿＿＿＿、＿＿＿＿和＿＿＿＿。
4. 不需要凭执业医师处方购买的药是＿＿＿＿药。
5. 药品说明书有效期至2018年8月,指该药在2018年＿＿＿＿月＿＿＿＿日前使用均有效。

（三）选择题

【单项选择题】

1. 药物效应动力学主要是研究
   A. 药物在体内的吸收
   B. 药物在体内的变化及其规律
   C. 药物对机体的作用及其规律
   D. 药物的临床疗效
   E. 药物疗效的影响因素
2. 药物代谢动力学主要是研究
   A. 药物在体内的变化及其规律
   B. 药物在体内的吸收

  C. 药物在体内的分布   D. 药物对机体的作用及其规律

  E. 药物对机体的作用机制

3. 特殊药品**不包括**

  A. 麻醉药品   B. 精神药品   C. 医疗用毒性药品

  D. 化疗药品   E. 放射性药品

4. 麻醉药品处方印刷用纸的颜色是

  A. 白色   B. 淡红色   C. 淡黄色

  D. 淡绿色   E. 淡蓝色

5. 我国规定处方中应使用的药品名称是

  A. 商品名称   B. 化学名称   C. 拉丁文名称

  D. 英文名称   E. 通用名称

【多项选择题】

1. 关于安全给药原则的叙述,正确的是

  A. 根据医嘱给药   B. 严格执行"三查""七对"制度

  C. 根据患者要求及时用药   D. 发现有疑问的医嘱,及时与医生沟通

  E. 加强用药后监护

2. 关于护士在药物治疗中角色和职责的叙述,正确的是

  A. 掌握正确的给药方法和技术   B. 参与病区药品管理

  C. 遵守安全给药的原则   D. 对不合理用药方案进行修改

  E. 指导患者正确用药

(秦红兵)

第二章 药物效应动力学

(一)名词解释

1. 药物基本作用
2. 药物作用的选择性
3. 预防作用
4. 治疗作用
5. 不良反应
6. 副作用
7. 毒性反应
8. 超敏反应
9. 后遗效应
10. 停药反应
11. 继发反应
12. 特异质反应
13. 药物依赖性
14. 受体激动药
15. 受体阻断药

（二）填空题

1. 药物的两重性是指药物具有_____和_____。

2. 按药物发挥作用时是否吸收入血将药物作用分为_____和_____。

3. 根据治疗目的不同,可将治疗作用分为_____和_____。

4. 药物依赖性可以分为_____和_____。

（三）选择题

【单项选择题】

1. 药物的基本作用指
   A. 生理功能与生化代谢增强　　　B. 生理功能与生化代谢减弱
   C. 兴奋作用和抑制作用　　　　　D. 防治作用和不良反应
   E. 局部作用和吸收作用

2. 是否发生与剂量大小无关的药物作用是
   A. 副作用　　　　　　B. 毒性反应　　　　　　C. 治疗作用
   D. 超敏反应　　　　　E. 继发反应

3. 某降压药突然停药后血压剧烈回升。此种现象称为
   A. 超敏反应　　　　　　B. 停药反应　　　　　　C. 后遗效应
   D. 特异质反应　　　　　E. 毒性反应

4. 长期应用某些药物后患者对药物产生主观和客观上连续用药的现象称为
   A. 副作用　　　　　　B. 停药反应　　　　　　C. 继发反应
   D. 依赖性　　　　　　E. 特异质反应

5. 药物与受体结合后,可激动受体,也可阻断受体。这取决于
   A. 药物是否具有内在活性　　　　B. 药物是否具有亲和力
   C. 药物的 pH　　　　　　　　　　D. 药物的脂溶性高低
   E. 药物的极性大小

6. 关于药物作用两重性的叙述,正确的是
   A. 治疗作用和副作用　　　　　　B. 对因治疗和对症治疗
   C. 治疗作用和毒性作用　　　　　D. 局部作用和吸收作用
   E. 治疗作用和不良反应

7. 关于药物副作用的叙述,正确的是
   A. 危害比较严重
   B. 多因剂量过大引起
   C. 与特异体质有关
   D. 不可预知
   E. 因用药目的不同可与防治作用相互转化

8. 与药物的超敏反应有关的因素是
   A. 药物剂量　　　　　B. 患者年龄　　　　　　C. 用药时间
   D. 患者体质　　　　　E. 给药途径

9. 口服碳酸钙中和胃酸治疗胃溃疡,发挥作用的类型是
   A. 局部作用　　　　　B. 吸收作用　　　　　　C. 选择作用
   D. 抑制作用　　　　　E. 继发作用

10. 用药的目的在于改善疾病症状的称为
    A. 对因治疗　　　　　B. 对症治疗　　　　　C. 化学治疗
    D. 局部治疗　　　　　E. 全身治疗

11. 药物产生副作用的药理学基础是
    A. 药物的剂量过大　　　　　B. 药物代谢慢
    C. 用药时间过久　　　　　D. 药物作用的选择性低
    E. 机体对药物敏感性高

12. 受体阻断药的特点是
    A. 无亲和力,无内在活性　　　　　B. 有亲和力,有内在活性
    C. 有亲和力,有较弱的内在活性　　　　　D. 无亲和力,有内在活性
    E. 有亲和力,无内在活性

13. 青霉素用于治疗急性扁桃体炎属于
    A. 对症治疗　　　　　B. 对因治疗　　　　　C. 局部治疗
    D. 间接治疗　　　　　E. 直接治疗

【多项选择题】
1. 药物不良反应包括
    A. 毒性反应　　　　　B. 过敏反应　　　　　C. 停药反应
    D. 特异质反应　　　　　E. 副作用

2. 关于毒性反应的叙述,正确的是
    A. 危害性较大,通常不可预知　　　　　B. 与用药剂量过大有关
    C. 与用药时间过长有关　　　　　D. 机体对药物特别敏感
    E. "三致"反应属于慢性毒性反应

3. 关于副作用的叙述,错误的是
    A. 危害性低
    B. 通常不可预知
    C. 因用药目的不同可与防治作用相互转化
    D. 与患者特异体质有关
    E. 因用药剂量过大导致

（四）问答题
1. 何谓药物作用的选择性? 药物作用的选择性有何意义?
2. 药物不良反应有哪些?

（秦红兵）

第三章　药物代谢动力学

（一）名词解释
1. 首过效应
2. 肝药酶
3. 药酶诱导剂
4. 药酶抑制剂
5. 肝肠循环

6. 恒比消除

7. 恒量消除

8. 血浆半衰期

9. 血药稳态浓度

10. 生物利用度

（二）填空题

1. 药物的体内过程一般包括_____、_____、_____、_____。

2. 药物自给药部位进入血液循环的过程称药物的_____。

3. 影响药物分布因素主要有_____、_____、_____、_____、_____。

4. 药物生物转化的主要器官是_____,药物排泄的主要器官是_____。

5. 大多数药物是以恒比消除方式消除,所以大多数药物的半衰期是_____。以恒速衡量给药,药物大约经过_____个半衰期达到稳态血药浓度。

（三）选择题

【单项选择题】

1. 药物吸收是指药物进入

    A. 胃肠道过程　　　　　B. 靶器官过程　　　　　C. 血液循环过程

    D. 细胞内　　　　　　　E. 细胞外

2. 首过效应通常发生在的给药途径是

    A. 口服　　　　　　　　B. 舌下含服　　　　　　C. 直肠给药

    D. 皮下注射　　　　　　E. 肌内注射

3. 按恒比消除方式消除的药物,其半衰期

    A. 随用药剂量而变　　　B. 随给药途径而变　　　C. 随血浆浓度而变

    D. 随给药次数而变　　　E. 固定不变

4. 肝肠循环可使药物

    A. 吸收加快　　　　　　B. 吸收减慢　　　　　　C. 排泄加快

    D. 排泄减慢　　　　　　E. 排泄不变

5. 决定给药间隔时间的主要依据是

    A. 药物起效速度　　　　B. 药物血浆半衰期　　　C. 稳态血药浓度

    D. 药物作用强弱　　　　E. 药物首过效应

6. 药物的半衰期长,则说明该药

    A. 吸收多　　　　　　　B. 起效快　　　　　　　C. 作用强

    D. 分布广　　　　　　　E. 消除慢

7. 通常对胃刺激性大的药物服药时间应在

    A. 饭前　　　　　　　　B. 饭后　　　　　　　　C. 空腹

    D. 睡时　　　　　　　　E. 晨起

8. 酸性药物在碱性尿液中

    A. 解离少,重吸收多,排泄慢　　　　　　B. 解离少,重吸收少,排泄快

    C. 解离多,重吸收少,排泄快　　　　　　D. 解离多,重吸收多,排泄慢

    E. 解离多,重吸收少,排泄慢

9. 首次给药剂量加倍的目的
   A. 减少不良反应 B. 提高生物利用度
   C. 加快达到血药稳态浓度速度 D. 延长半衰期
   E. 减少代谢

10. 首过效应较多的药物**不宜**
    A. 口服给药 B. 舌下给药 C. 静脉给药
    D. 肌内注射 E. 吸入给药

11. 药物与血浆蛋白结合后
    A. 药理效应增强 B. 药理效应不变 C. 药物分子量变小
    D. 药理活性暂时消失 E. 药物排泄速度加快

12. 某药物 $t_{1/2}$ 为 12h，按 1 个 $t_{1/2}$ 为给药间隔时间，达血药稳态浓度时间应为
    A. 0.5d B. 1d C. 1.5d
    D. 2.5d E. 4d

13. 某药物的半衰期为 8h，一次给药后，药物在体内基本消除的时间约为
    A. 24h B. 40h C. 56h
    D. 64h E. 72h

【多项选择题】
1. 影响药物分布的因素包括
   A. 药物与组织的亲和力 B. 吸收环境
   C. 体液的 pH D. 血脑屏障
   E. 药物与血浆蛋白结合率

2. 下列给药途径，<u>几乎无</u>首过效应现象的是
   A. 口服 B. 吸入 C. 肌内注射
   D. 静脉滴注 E. 皮下注射

3. 关于药酶诱导剂的叙述，正确的是
   A. 能增强药酶活性 B. 加速其他经肝代谢药物的代谢
   C. 减少其他药物排泄 D. 使其他药物血药浓度降低
   E. 苯妥英钠具有药酶诱导作用

（四）问答题
1. 肝药酶的特性是什么？
2. 药物半衰期有何临床意义？

（秦红兵）

第四章　影响药物作用的因素

（一）名词解释
1. 极量
2. 安全范围
3. 治疗指数
4. 效能
5. 效价强度

6. 耐受性

7. 配伍禁忌

（二）填空题

1. LD_{50} 代表_____，ED_{50} 代表_____。

2. 影响药物作用的因素包括_____和_____两大方面。

3. 联合用药的目的包括_____、_____、_____、_____和_____。

（三）选择题

【单项选择题】

1. 休克患者宜采用的给药途径是

    A. 肌内注射   B. 静脉给药   C. 皮下注射

    D. 口服给药   E. 吸入给药

2. 下列给药途径中，起效最快的是

    A. 直肠给药   B. 雾化吸入   C. 肌内注射

    D. 皮下注射   E. 静脉注射

3. 肾功能不良时，用药时需要减少剂量的是

    A. 所有的药物   B. 主要从肾排泄的药物

    C. 主要在肝代谢的药物   D. 胃肠道很少吸收的药物

    E. 主要经胆道排泄的药物

4. 肝功能不良时，药物需要减少剂量或禁用的是

    A. 所有的药物   B. 主要由肾排泄的药物

    C. 主要在肝生物转化的药物   D. 主要在血液生物转化的药物

    E. 肝肠循环量少的药物

5. 连续多次用药后机体对药物的反应性降低称为

    A. 耐受性   B. 耐药性   C. 高敏性

    D. 反跳现象   E. 特异质反应

6. 机体方面影响药物作用的因素**不包括**

    A. 疗程   B. 心理因素   C. 病理状态

    D. 个体差异   E. 性别

7. 联合用药的目的**不包括**

    A. 为了达到多种预防治疗效果

    B. 利用药物间的协同作用提高疗效

    C. 利用药物间拮抗作用减少不良反应

    D. 促进药物销售

    E. 减少单个药物应用剂量，以降低单药毒性反应的发生率

8. 评判药物安全性的指标是

    A. LD_{50} B. ED_{50} C. LD_{95}

    D. LD_{50}/ED_{50} E. 极量

9. 下列药物中，安全性最大的是

    A. A 药的 $LD_{50}=150mg$，$ED_{50}=100mg$

    B. B 药的 $LD_{50}=100mg$，$ED_{50}=50mg$

C. C 药的 LD_{50}=500mg，ED_{50}=250mg

D. D 药的 LD_{50}=100mg，ED_{50}=25mg

E. E 药的 LD_{50}=50mg，ED_{50}=10mg

【多项选择题】

1. 影响药物作用的药物因素有

    A. 药物剂量   B. 给药途径   C. 给药时间

    D. 药物制剂   E. 个体差异

2. 联合用药的目的包括

    A. 达到多种预防治疗效果   B. 提高疗效药物

    C. 减少药物不良反应   D. 避免或延缓病原体产生耐药性

    E. 降低单药毒性反应的发生率

3. 配伍禁忌包括

    A. 毒性增强   B. 疗效降低   C. 药物变色

    D. 发生沉淀   E. 产生气体

（四）问答题

1. 简述影响药物作用的药物因素。

2. 简述影响药物作用的机体因素。

（秦红兵）

第五章 传出神经系统药理概论

（一）名词解释

M 样作用

（二）填空题

1. 乙酰胆碱作用的消除方式是_____；去甲肾上腺素作用的消除的主要方式是_____。

2. 传出神经系统药物的作用方式有_____和_____。

（三）选择题

【单项选择题】

1. 突触间隙的 NA 作用终止的主要方式是

    A. COMT 灭活   B. MAO 灭活   C. 磷酸二酯酶灭活

    D. AChE 灭活   E. 突触前膜再摄取

2. 胆碱能神经兴奋引起的效应**不包括**

    A. 心脏抑制   B. 胃肠平滑肌收缩   C. 支气管平滑肌收缩

    D. 瞳孔扩大   E. 胃酸分泌增加

3. β_1 受体兴奋可引起

    A. 胃肠平滑肌收缩   B. 心脏兴奋   C. 皮肤血管收缩

    D. 腺体分泌增加   E. 肾素分泌减少

4. N_M 受体被阻断可引起

    A. 骨骼肌松弛   B. 神经节兴奋   C. 心脏抑制

    D. 胃肠平滑肌舒张   E. 支气管平滑肌收缩

5. β_1 受体主要分布的器官是
   A. 骨骼肌 　　　　　B. 支气管黏膜 　　　　　C. 胃肠平滑肌
   D. 心脏 　　　　　E. 腺体

6. 传出神经根据其末梢释放的递质不同,可分为
   A. 运动神经与自主神经 　　　　　B. 运动神经与周围神经
   C. 中枢神经与周围神经 　　　　　D. 感觉神经与运动神经
   E. 胆碱能神经与去甲肾上腺素能神经

7. M 受体兴奋可引起
   A. 心率加快 　　　　　B. 支气管平滑肌松弛 　　　　　C. 腺体分泌减少
   D. 胃肠平滑肌收缩 　　　　　E. 骨骼肌收缩

8. 属于去甲肾上腺素能神经的是
   A. 运动神经 　　　　　B. 副交感神经节前纤维
   C. 交感神经节前纤维 　　　　　D. 副交感神经节后纤维
   E. 绝大部分交感神经节后纤维

9. 皮肤及内脏血管上分布的主要受体是
   A. α_1 受体 　　　　　B. β_1 受体 　　　　　C. N胆碱受体
   D. M胆碱受体 　　　　　E. β_2 受体

10. 激动后可引起支气管扩张的受体是
   A. β_1 受体 　　　　　B. M受体 　　　　　C. β_2 受体
   D. α_1 受体 　　　　　E. α_2 受体

【多项选择题】

1. 胆碱能神经包括
   A. 副感神经节前纤维 　　　　　B. 副交感神经节后纤维
   C. 交感神经节前纤维 　　　　　D. 绝大部分交感神经节后纤维
   E. 运动神经

2. M 受体兴奋可引起
   A. 心率加快 　　　　　B. 血压升高 　　　　　C. 胃肠平滑肌收缩
   D. 瞳孔扩大 　　　　　E. 腺体分泌增加

(四) 问答题

1. β 受体被激动后可产生哪些效应?
2. M 受体被激动后可产生哪些效应?

(熊存全)

第六章　胆碱受体激动药和胆碱酯酶抑制药

(一) 名词解释

调节痉挛

(二) 填空题

1. 毛果芸香碱对眼睛的作用是_____、_____、_____,临床主要用于_____。
2. 新斯的明的临床应用主要有_____、_____、_____、_____。
3. 新斯的明为_____抑制药,其对_____兴奋作用最明显。其原因是_____,

_____,_____。

4. 新斯的明禁用于_____、_____、_____。

5. 治疗青光眼可选用_____和_____,治疗重症肌无力可选用_____。

（三）选择题

【单项选择题】

1. 毛果芸香碱对眼睛的作用是
   - A. 缩瞳、降低眼内压、调节麻痹
   - B. 扩瞳、升高眼内压、调节痉挛
   - C. 扩瞳、降低眼内压、调节麻痹
   - D. 缩瞳、升高眼内压、调节痉挛
   - E. 缩瞳、降低眼内压、调节痉挛

2. 毛果芸香碱调节痉挛的作用是因为其可激动
   - A. 睫状肌上的 M 受体
   - B. 虹膜括约肌上的 N 受体
   - C. 虹膜括约肌上的 M 受体
   - D. 虹膜辐射肌上的 α 受体
   - E. 睫状肌上的 α 受体

3. 毛果芸香碱缩小瞳孔的作用是因为其可激动
   - A. 虹膜瞳孔括约肌上的 M 受体
   - B. 睫状肌上的 M 受体
   - C. 睫状肌上的 β 受体
   - D. 睫状肌上的 α 受体
   - E. 虹膜辐射肌上的 α 受体

4. 毛果芸香碱可用于治疗青光眼是因为
   - A. 抑制房水形成,降低眼内压
   - B. 扩瞳,前房角间隙变窄,眼内压降低
   - C. 扩瞳,前房角间隙扩大,眼内压降低
   - D. 缩瞳,前房角间隙变窄,眼内压降低
   - E. 缩瞳,前房角间隙扩大,眼内压降低

5. 毛果芸香碱滴眼后,对视力的影响是
   - A. 视近物清楚,视远物模糊
   - B. 视近物模糊,视远物清楚
   - C. 视近物、远物均清楚
   - D. 视近物、远物均模糊
   - E. 没有影响

6. 毛果芸香碱用于虹膜炎的目的是
   - A. 消除炎症
   - B. 防止穿孔
   - C. 防止虹膜与晶状体的粘连
   - D. 促进虹膜损伤的愈合
   - E. 抗微生物感染

7. 新斯的明对下列器官作用最强的是
   - A. 心血管
   - B. 骨骼肌
   - C. 瞳孔括约肌
   - D. 支气管平滑肌
   - E. 腺体

8. 属于新斯的明禁忌证的是
   - A. 重症肌无力
   - B. 高血压
   - C. 机械性肠梗阻
   - D. 青光眼
   - E. 手术后尿潴留

9. 关于新斯的明的叙述,**错误**的是
   - A. 易进入中枢神经系统
   - B. 对骨骼肌作用最强
   - C. 使心率减慢
   - D. 常用于治疗重症肌无力
   - E. 禁用于机械性肠梗阻

10. 治疗术后肠麻痹和膀胱麻痹可使用
   A. 毒扁豆碱　　　　B. 阿托品　　　　　C. 毛果芸香碱
   D. 新斯的明　　　　E. 卡巴胆碱

【多项选择题】

1. 新斯的明禁用于
   A. 非除极化型肌松药过量中毒　　B. 青光眼
   C. 支气管哮喘　　　　　　　　　D. 机械性肠梗阻
   E. 机械性尿路梗阻

2. 新斯的明的作用包括
   A. 促进腺体分泌　　　B. 抑制心脏　　　C. 兴奋支气管平滑肌
   D. 兴奋胃肠平滑肌　　E. 兴奋骨骼肌

（四）问答题

1. 毛果芸香碱为什么可以治疗青光眼？滴眼时应注意什么？
2. 新斯的明为什么可以治疗重症肌无力？

（熊存全）

第七章　胆碱受体阻断药

（一）名词解释

调节麻痹

（二）填空题

1. 阿托品对眼睛的作用包括_____、_____和_____。
2. 大剂量阿托品可以_____血管,主要用于_____休克。
3. 阿托品禁用于_____和_____。
4. 阿托品对心脏有_____作用,可用于治疗_____和_____。
5. 阿托品用于各种内脏绞痛,其对_____和_____疗效较好,而对_____和_____单用阿托品疗效较差,常与_____合用以提高疗效。
6. 山莨菪碱对_____和_____选择性高,常用于治疗_____和_____。

（三）选择题

【单项选择题】

1. 阿托品对眼的作用是
   A. 缩瞳,眼内压升高,调节痉挛　　B. 缩瞳,眼内压升高,调节麻痹
   C. 缩瞳,眼内压降低,调节痉挛　　D. 扩瞳,眼内压降低,调节痉挛
   E. 扩瞳,眼内压升高,调节麻痹

2. 阿托品解除平滑肌痉挛效果最好的是
   A. 支气管平滑肌　　B. 子宫平滑肌　　C. 胃肠平滑肌
   D. 胆道平滑肌　　　E. 输尿管平滑肌

3. 阿托品可用于治疗
   A. 缓慢型心律失常　　B. 心动过速　　　C. 晕动病
   D. 重症肌无力　　　　E. 青光眼

4. 阿托品最适用于治疗
   A. 感染性休克　　　　　B. 过敏性休克　　　　　C. 失血性休克
   D. 疼痛性休克　　　　　E. 神经源性休克

5. 具有明显镇静作用的 M 受体阻断药是
   A. 阿托品　　　　　　　B. 后马托品　　　　　　C. 溴丙胺太林
   D. 山莨菪碱　　　　　　E. 东莨菪碱

6. 可用于抗晕动病和抗帕金森病的药物是
   A. 阿托品　　　　　　　B. 山莨菪碱　　　　　　C. 东莨菪碱
   D. 溴丙胺太林　　　　　E. 哌仑西平

7. 青光眼患者**禁用**
   A. 毒扁豆碱　　　　　　B. 毛果芸香碱　　　　　C. 阿托品
   D. 新斯的明　　　　　　E. 溴吡斯的明

8. 神经节阻断药作用于
   A. N_M 受体　　　　　　B. N_N 受体　　　　　　C. M 受体
   D. β 受体　　　　　　　E. α 受体

9. 阿托品用做麻醉前给药的目的是
   A. 增强麻醉效果　　　　B. 镇静　　　　　　　　C. 预防心动过缓
   D. 减少呼吸道腺体分泌　E. 辅助骨骼肌松弛

10. 与阿托品阻断 M 胆碱受体无关的作用是
    A. 松弛内脏平滑肌　　　B. 抑制腺体分泌　　　　C. 心率加快
    D. 解除小血管痉挛　　　E. 瞳孔扩大

11. 肾绞痛时应选用药物组合是
    A. 阿托品和新斯的明　　　　　　　B. 东莨菪碱和毒扁豆碱
    C. 哌替啶和吗啡　　　　　　　　　D. 阿托品和哌替啶
    E. 东莨菪碱和哌替啶

12. 山莨菪碱可用于
    A. 帕金森病　　　　　　B. 感染性休克　　　　　C. 晕动症
    D. 麻醉前给药　　　　　E. 青光眼

【多项选择题】

1. 关于阿托品的叙述,正确的是
   A. 可用于感染性休克　　　　　　　B. 可用于房室传导阻滞
   C. 青光眼患者禁用　　　　　　　　D. 对缓解支气管哮喘疗效较差
   E. 对汗腺和唾液腺抑制作用强

2. 阿托品**禁用于**
   A. 前列腺肥大　　　　　B. 幽门梗阻　　　　　　C. 支气管哮喘
   D. 青光眼　　　　　　　E. 心动过缓

3. 有关山莨菪碱的叙述,**错误**的是
   A. 对胃肠平滑肌和血管平滑肌的解痉作用强
   B. 对眼的作用弱
   C. 抑制唾液分泌作用强

D. 可用于晕动病和帕金森病

E. 青光眼患者禁用

（四）问答题

1. 阿托品临床应用的药理学基础是什么？

2. 东莨菪碱与阿托品比较有哪些特点？

（熊存全）

第八章 肾上腺素受体激动药

（一）填空题

1. 肾上腺素的临床应用有治疗_____、治疗_____、治疗_____、与_____配伍、局部止血。

2. 去甲肾上腺素的主要不良反应有_____、_____。

3. 多巴胺用于各种休克,尤其适用于伴有_____、_____的休克。

（二）选择题

【单项选择题】

1. 治疗青霉素引起的过敏性休克首选

  A. 多巴胺　　　　　　　　B. 去甲肾上腺素　　　　　C. 肾上腺素

  D. 葡萄糖酸钙　　　　　　E. 间羟胺

2. 急性肾损伤时,与利尿剂配伍增加尿量的药物是

  A. 多巴胺　　　　　　　　B. 麻黄碱　　　　　　　　C. 去甲肾上腺素

  D. 异丙肾上腺素　　　　　E. 肾上腺素

3. 可增强心肌收缩力及明显舒张肾血管的药物是

  A. 肾上腺素　　　　　　　B. 麻黄碱　　　　　　　　C. 甲氧明

  D. 多巴胺　　　　　　　　E. 去甲肾上腺素

4. 酚妥拉明过量引起血压下降时,升高血压应选用的药物是

  A. 肾上腺素　　　　　　　B. 去甲肾上腺素　　　　　C. 阿托品

  D. 多巴胺　　　　　　　　E. 异丙肾上腺素

5. 可用于治疗Ⅱ度、Ⅲ度房室传导阻滞的药物是

  A. 异丙肾上腺素　　　　　B. 肾上腺素　　　　　　　C. 多巴胺

  D. 去甲肾上腺素　　　　　E. 麻黄碱

6. 为预防脊髓麻醉引起的低血压,可事先给予的药物是

  A. 异丙肾上腺素　　　　　B. 多巴胺　　　　　　　　C. 肾上腺素

  D. 去甲肾上腺素　　　　　E. 麻黄碱

7. 肾上腺素**不能**被普萘洛尔拮抗的作用是

  A. 激动 β_1 受体　　　　　B. 抑制过敏性介质释放　　C. 收缩支气管黏膜血管

  D. 激动 β_2 受体　　　　　E. 松弛支气管平滑肌

8. 肾上腺素与局麻药配伍使用的目的是

  A. 延缓耐受性产生　　　　　　　　　　B. 促进药物吸收

  C. 兴奋心脏和呼吸中枢　　　　　　　　D. 延长局麻作用时间和减少不良反应

  E. 取长补短

9. 抢救心搏骤停常选用的药物是
    A. 麻黄碱
    B. 去甲肾上腺素
    C. 间羟胺
    D. 多巴胺
    E. 肾上腺素

10. 缓解鼻黏膜充血应选用的药物是
    A. 去甲肾上腺素
    B. 麻黄碱
    C. 异丙肾上腺素
    D. 肾上腺素
    E. 多巴胺

11. 少尿甚至无尿的休克患者绝对禁用的药物是
    A. 去甲肾上腺素
    B. 阿托品
    C. 多巴胺
    D. 间羟胺
    E. 肾上腺素

12. 异丙肾上腺素扩张支气管的原因是
    A. 兴奋 α_1 受体
    B. 兴奋 α_2 受体
    C. 兴奋 β_1 受体
    D. 兴奋 β_2 受体
    E. 兴奋 M 受体

13. 抢救心肌梗死并发心力衰竭可选用的药物是
    A. 氧肾上腺素
    B. 麻黄碱
    C. 肾上腺素
    D. 去甲肾上腺素
    E. 多巴酚丁胺

【多项选择题】

1. 肾上腺素的临床应用包括
    A. 治疗心搏骤停
    B. 治疗过敏性休克
    C. 治疗支气管哮喘
    D. 与局麻药配伍
    E. 用于局部止血

2. 治疗房室传导阻滞可选用
    A. 去甲肾上腺素
    B. 肾上腺素
    C. 异丙肾上腺素
    D. 麻黄碱
    E. 阿托品

3. 去甲肾上腺素静脉滴注药液漏出血管引起局部组织缺血坏死,应急处理措施是
    A. 进行热敷
    B. 输新鲜血液
    C. 多巴胺快速静脉注射
    D. 酚妥拉明局部浸润注射
    E. 普鲁卡因局部封闭

（三）问答题

1. 为何肾上腺素为过敏性休克的首选药?
2. 临床应用去甲肾上腺素时,主要注意事项有哪些?

（高春艳）

第九章　肾上腺素受体阻断药

（一）名词解释

肾上腺素升压作用的翻转效应

（二）填空题

1. 噻吗洛尔局部滴眼治疗_____。其原因是其具有减少_____生成作用。
2. 酚妥拉明能_____血管,_____心脏前、后负荷,心排出量_____,使心力衰竭缓解。

（三）选择题

【单项选择题】

1. 属于 α 和 β 受体阻断药的是
   A. 索他洛尔　　　　　　　B. 拉贝洛尔　　　　　　C. 艾司洛尔
   D. 阿替洛尔　　　　　　　E. 美托洛尔

2. 属于选择性 β_1 受体阻断药是
   A. 吲哚洛尔　　　　　　　B. 普萘洛尔　　　　　　C. 拉贝洛尔
   D. 美托洛尔　　　　　　　E. 噻吗洛尔

3. 能选择性阻断 α_1 受体的药物是
   A. 可乐定　　　　　　　　B. 哌唑嗪　　　　　　　C. 酚妥拉明
   D. 甲氧明　　　　　　　　E. 育亨宾

4. 高血压患者长期应用普萘洛尔突然停药可发生
   A. 恶心,呕吐　　　　　　　B. 腹泻　　　　　　　　C. 过敏反应
   D. 心功能不全　　　　　　E. 血压升高

5. 属于 β 受体阻断药禁用的情况是
   A. 窦性心动过缓　　　　　B. 心绞痛　　　　　　　C. 心律失常
   D. 高血压　　　　　　　　E. 青光眼

6. 普萘洛尔禁用于支气管哮喘是由于
   A. 阻断支气管 β_2 受体　　　　　　B. 阻断支气管 β_1 受体
   C. 阻断支气管 α 受体　　　　　　　　D. 阻断支气管 M 受体
   E. 激动支气管 M 受体

7. 普萘洛尔**不具有**的适应证是
   A. 甲状腺功能亢进　　　　B. 偏头痛　　　　　　　C. 心功能不全
   D. 高血压　　　　　　　　E. 心源性哮喘

8. 治疗去甲肾上腺素静脉滴注时药液发生外漏可选用的药物是
   A. 异丙肾上腺素　　　　　B. 山莨菪碱　　　　　　C. 酚妥拉明
   D. 氯丙嗪　　　　　　　　E. 多巴胺

9. 治疗雷诺征宜选用的药物是
   A. 毛果芸香碱　　　　　　B. 新斯的明　　　　　　C. 酚妥拉明
   D. 普萘洛尔　　　　　　　E. 异丙肾上腺素

10. **禁用**普萘洛尔的疾病是
    A. 高血压　　　　　　　　B. 心绞痛　　　　　　　C. 窦性心动过速
    D. 支气管哮喘　　　　　　E. 甲亢

11. 美托洛尔与普萘洛尔比较,其特点是
    A. 对 β_1 受体有选择性　　　　　　B. 哮喘患者慎用
    C. 用于治疗高血压病　　　　　　　　D. 抑制糖原分解
    E. 具有内在拟交感活性

【多项选择题】

1. 普萘洛尔的药理作用包括
   A. 降低血压　　　　　　　B. 减少肾素分泌　　　　C. 抑制心肌收缩力

D. 减慢心率 E. 收缩支气管平滑肌

2. 酚妥拉明的临床应用包括

A. 治疗外周血管痉挛性疾病 B. 诊治嗜铬细胞瘤

C. 治疗顽固性充血性心力衰竭 D. 治疗休克

E. 治疗消化性溃疡

3. 普萘洛尔**禁用于**

A. 窦性心动过缓 B. 房室传导阻滞 C. 高血压

D. 雷诺症状 E. 支气管哮喘

（四）问答题

1. 简述普萘洛尔的临床应用。

2. 普萘洛尔的禁忌证有哪些?

（高春艳）

第十章 局部麻醉药

（一）填空题

1. 普鲁卡因的毒性主要表现在_____系统和_____系统两方面。

2. 丁卡因主要用于_____麻醉,因毒性大,一般不用于_____麻醉。

3. 常用的局麻方法有_____、_____、_____、_____、_____。

4. 易引起过敏反应,用药前需要做过敏试验的局麻药是_____。

（二）选择题

【单项选择题】

1. 为了减少局麻药吸收中毒,延长局麻作用时间,常在局麻药中加入适量

A. 麻黄碱 B. 去甲肾上腺素 C. 肾上腺素

D. 多巴胺 E. 异丙肾上腺素

2. 具有抗心律失常作用的局麻药是

A. 普鲁卡因 B. 丁卡因 C. 利多卡因

D. 布比卡因 E. 罗哌卡因

3. 为长效、强效的局麻药是

A. 麻醉乙醚 B. 丁卡因 C. 利多卡因

D. 布比卡因 E. 普鲁卡因

4. 普鲁卡因**不宜**用于

A. 硬膜外麻醉 B. 蛛网膜下隙麻醉 C. 传导麻醉

D. 浸润麻醉 E. 表面麻醉

5. 丁卡因主要用于

A. 硬膜外麻醉 B. 蛛网膜下隙麻醉 C. 传导麻醉

D. 浸润麻醉 E. 表面麻醉

6. 毒性最大的局麻药是

A. 普鲁卡因 B. 丁卡因 C. 罗哌卡因

D. 布比卡因 E. 利多卡因

7. 可用于各种麻醉方法的局麻药是

A. 普鲁卡因   B. 利多卡因   C. 丁卡因

D. 布比卡因   E. 罗哌卡因

8. 具有麻醉和镇痛双重效应的药物是

A. 普鲁卡因   B. 丁卡因   C. 利多卡因

D. 布比卡因   E. 罗哌卡因

9. 易引起过敏反应,用药前应做过敏试验的药物是

A. 普鲁卡因   B. 丁卡因   C. 利多卡因

D. 布比卡因   E. 罗哌卡因

10. 为了预防腰麻时引起血压下降,最好先肌内注射

A. 肾上腺素   B. 去甲肾上腺素   C. 异丙肾上腺素

D. 多巴胺   E. 麻黄碱

【多项选择题】

1. 普鲁卡因可用于

A. 表面麻醉   B. 浸润麻醉   C. 传导麻醉

D. 蛛网膜下隙麻醉   E. 硬膜外麻醉

2. 丁卡因可用于

A. 硬膜外麻醉   B. 蛛网膜下隙麻醉   C. 传导麻醉

D. 浸润麻醉   E. 表面麻醉

3. 局麻药内加微量肾上腺素的目的是

A. 收缩局部血管,延缓局麻药的吸收   B. 减轻局麻药对心肌的抑制

C. 预防局麻药吸收中毒   D. 防止过敏反应

E. 延长局麻药作用时间

（三）问答题

1. 为预防普鲁卡因引起过敏反应,用药前应注意什么？

2. 局麻药过量中毒引起中枢神经系统的表现有哪些？如何防治？

（沈华杰）

第十一章　镇静催眠药

（一）填空题

1. 地西泮的药理作用包括_____、_____、_____和中枢性肌肉松弛作用,其特异性受体阻断药是_____。

2. 地西泮用于癫痫持续状态时,正确的给药方法是_____。

3. 巴比妥类对中枢神经系统的抑制作用,随剂量的加大而增强,依次表现为_____、_____、_____和_____作用,继续增加剂量可抑制_____中枢和_____中枢,最终因_____抑制而死亡。

（二）选择题

【单项选择题】

1. 地西泮的药理作用**不包括**

A. 抗焦虑   B. 抗精神病   C. 抗惊厥和抗癫痫

D. 中枢性肌肉松弛   E. 镇静催眠

2. 关于地西泮的叙述，**错误**的是
   A. 属于长效苯二氮䓬类药物
   B. 肌内注射吸收慢而不规则
   C. 可治疗焦虑症
   D. 可用于多种原因引起的惊厥
   E. 长期应用不会产生依赖性

3. 地西泮临床**不用于**
   A. 焦虑症
   B. 小儿高热惊厥
   C. 麻醉前给药
   D. 麻醉
   E. 失眠症

4. 治疗癫痫持续状态的首选药是
   A. 苯巴比妥
   B. 苯妥英钠
   C. 地西泮
   D. 氯硝西泮
   E. 硫酸镁

5. 地西泮用于癫痫持续状态，正确的给药方法是
   A. 静脉注射
   B. 肌内注射
   C. 皮下注射
   D. 口服给药
   E. 舌下含化

6. 苯二氮䓬类受体阻断剂是
   A. 氟马西尼
   B. 艾司唑仑
   C. 劳拉西泮
   D. 佐匹克隆
   E. 唑吡坦

7. 属于中效苯二氮䓬类药物的是
   A. 地西泮
   B. 氟西泮
   C. 艾司唑仑
   D. 三唑仑
   E. 咪达唑仑

8. 可用作静脉麻醉的巴比妥类药物是
   A. 苯巴比妥
   B. 普鲁卡因
   C. 丁卡因
   D. 利多卡因
   E. 硫喷妥钠

9. 巴比妥类药物过量中毒，为加速药物排泄应
   A. 碱化尿液，药物解离度大，肾小管重吸收多
   B. 碱化尿液，药物解离度小，肾小管重吸收多
   C. 碱化尿液，药物解离度大，肾小管重吸收少
   D. 酸化尿液，药物解离度大，肾小管重吸收少
   E. 酸化尿液，药物解离度小，肾小管重吸收多

10. 关于水合氯醛的叙述，正确的是
    A. 明显缩短 REMS 时间
    B. 无成瘾性
    C. 无肝肾功能损害
    D. 无胃肠道刺激作用
    E. 可用于小儿高热惊厥

11. 水合氯醛用于小儿高热惊厥常采用的给药途径
    A. 口服
    B. 稀释后口服
    C. 稀释后灌肠
    D. 皮下注射
    E. 舌下给药

12. 抢救巴比妥类药物急性中毒时，最应观察的机体功能是
    A. 心功能
    B. 呼吸功能
    C. 肝功能
    D. 胃肠功能
    E. 肾功能

【多项选择题】

1. 地西泮可用于
   A. 破伤风所致惊厥　　　　　　　　B. 焦虑症
   C. 麻醉　　　　　　　　　　　　　D. 失眠症
   E. 中枢病变引起的肌肉痉挛

2. 关于地西泮的叙述,正确的是
   A. 有致畸作用　　　　　　　　　　B. 肌内注射吸收慢而不规则
   C. 哺乳期妇女禁用　　　　　　　　D. 青光眼患者禁用
   E. 可加重肌肉僵直

3. 苯巴比妥和地西泮均可用于
   A. 脊髓损伤引起的肌张力增强　　　B. 癫痫持续状态
   C. 惊厥　　　　　　　　　　　　　D. 麻醉前给药
   E. 麻醉

4. 具有镇静催眠和抗惊厥作用的是
   A. 苯巴比妥　　　　　B. 异戊巴比妥　　　　　C. 硝西泮
   D. 地西泮　　　　　　E. 水合氯醛

（三）问答题

1. 简述地西泮的给药途径特点。地西泮需要快速发挥疗效时,为什么不宜采用肌内注射法?

2. 苯二氮䓬类治疗失眠症时较巴比妥类药物有哪些优势?

（沈华杰）

第十二章　抗癫痫药和抗惊厥药

（一）名词解释

癫痫持续状态

（二）填空题

1. 苯妥英钠具有＿＿＿＿＿、＿＿＿＿＿、＿＿＿＿＿作用。
2. 丙戊酸钠是治疗癫痫＿＿＿＿＿、＿＿＿＿＿、＿＿＿＿＿等全面性发作的常用药。
3. 长期服用苯妥英钠因抑制二氢叶酸还原酶,可致＿＿＿＿＿贫血,宜用＿＿＿＿＿治疗。
4. 硫酸镁静脉注射产生＿＿＿＿＿、＿＿＿＿＿作用。

（三）选择题

【单项选择题】

1. 广谱抗癫痫药是
   A. 苯妥英钠　　　　　B. 卡马西平　　　　　C. 乙琥胺
   D. 丙戊酸钠　　　　　E. 地西泮

2. 治疗癫痫全面性发作宜首选
   A. 卡马西平　　　　　B. 奥卡西平　　　　　C. 丙戊酸钠
   D. 乙琥胺　　　　　　E. 地西泮

3. 癫痫持续状态的首选药物是
   A. 丙戊酸钠　　　　　B. 拉莫三嗪　　　　　C. 乙琥胺

D. 地西泮　　　　　　　　　E. 氯硝西泮

4. 只对失神发作有效的抗癫痫药是
　　A. 苯妥英钠　　　　　　B. 乙琥胺　　　　　　　C. 丙戊酸钠
　　D. 卡马西平　　　　　　E. 苯巴比妥

5. 可治疗心律失常的抗癫痫药是
　　A. 苯妥英钠　　　　　　B. 丙戊酸钠　　　　　　C. 乙琥胺
　　D. 卡马西平　　　　　　E. 地西泮

6. 苯妥英钠的临床应用**不包括**
　　A. 三叉神经痛　　　　　　　　　　B. 焦虑症
　　C. 强心苷所致的心律失常　　　　　D. 癫痫强直 - 阵挛发作
　　E. 坐骨神经痛

7. 关于苯妥英钠的叙述，**错误**的是
　　A. 宜饭后服用　　　　　　　　　　B. 静脉注射时需稀释
　　C. 血药浓度个体差异大　　　　　　D. 经常按摩牙龈
　　E. 尿液呈现红色时应立即停药

8. 苯妥英钠**不宜**用于
　　A. 强直 - 阵挛发作　　　　B. 失神发作　　　　　C. 癫痫持续状态
　　D. 简单部分性发作　　　　E. 复杂部分性发作

9. 对躁狂症、抑郁症有效的抗癫痫药是
　　A. 丙戊酸钠　　　　　　B. 拉莫三嗪　　　　　　C. 卡马西平
　　D. 乙琥胺　　　　　　　E. 地西泮

10. 可治疗三叉神经痛和舌咽神经痛的药物是
　　A. 丙戊酸钠　　　　　　B. 苯巴比妥　　　　　　C. 乙琥胺
　　D. 卡马西平　　　　　　E. 拉莫三嗪

11. 卡马西平最适合治疗的癫痫发作类型是
　　A. 强直 - 阵挛发作　　　　B. 失神发作　　　　　C. 复杂部分性发作
　　D. 混合型癫痫　　　　　　E. 癫痫持续状态

12. 长期应用可致牙龈增生的药物是
　　A. 苯妥英钠　　　　　　B. 乙琥胺　　　　　　　C. 卡马西平
　　D. 左乙拉西坦　　　　　E. 丙戊酸钠

13. 解救硫酸镁中毒最好选用
　　A. 肾上腺素　　　　　　B. 去甲肾上腺素　　　　C. 多巴胺
　　D. 葡萄糖酸钙　　　　　E. 阿托品

14. 硫酸镁中毒的先兆是
　　A. 膝腱反射消失　　　　B. 呼吸抑制　　　　　　C. 心脏抑制
　　D. 血压剧降　　　　　　E. 心搏骤停

15. 治疗子痫的首选药是
　　A. 地西泮　　　　　　　B. 氯硝西泮　　　　　　C. 硫酸镁
　　D. 苯巴比妥　　　　　　E. 水合氯醛

【多项选择题】

1. 可治疗癫痫强直 - 阵挛发作的药物有
   A. 卡马西平　　　　　　B. 拉莫三嗪　　　　　　C. 乙琥胺
   D. 左乙拉西坦　　　　　E. 丙戊酸钠

2. 苯妥英钠的不良反应有
   A. 胃肠道反应　　　　　B. 齿龈增生　　　　　　C. 过敏反应
   D. 造血系统反应　　　　E. 神经系统反应

3. 长期应用苯妥英钠应注意补充
   A. 维生素 D　　　　　　B. 维生素 A　　　　　　C. 叶酸
   D. 维生素 C　　　　　　E. 甲酰四氢叶酸

（四）问答题

1. 应用丙戊酸钠时应做哪些护理措施？

2. 硫酸镁急性中毒的表现有哪些？中毒时抢救措施如何？

（沈华杰）

第十三章　治疗中枢神经系统退行性疾病药

（一）填空题

1. 抗帕金森病药分为_____和_____两类，前者又可分为_____、_____、_____和_____四类。

2. 左旋多巴进入中枢神经系统之后，在中枢脱羧酶的作用下生成_____，补充纹状体中_____的不足，发挥抗帕金森病作用。

3. 左旋多巴的不良反应包括_____、_____、_____、_____和_____，大多是由生成的_____引起。

4. 左旋多巴与_____按 4∶1 剂量合用，制成的复方制剂称为_____。

5. 金刚烷胺主要通过促进_____的释放，并抑制_____再摄取产生抗帕金森病作用。

6. 苯海索治疗帕金森病，改善_____疗效好，但改善_____和_____疗效较差。

7. 他克林主要通过可逆性抑制_____，减少_____的水解而增加脑内_____的含量，发挥治疗阿尔茨海默病的作用。最常见的不良反应是_____。

8. 占诺美林选择性激动_____受体，美金刚阻断_____受体而发挥治疗阿尔茨海默病的作用。

（二）选择题

【单项选择题】

1. 可治疗肝性脑病的是
   A. 左旋多巴　　　　　　B. 苄丝肼　　　　　　　C. 卡比多巴
   D. 司来吉兰　　　　　　E. 恩他卡朋

2. 左旋多巴最常见的不良反应是
   A. 胃肠道反应　　　　　B. 心血管反应　　　　　C. 神经系统反应
   D. 精神障碍　　　　　　E. 阿托品样作用

3. 卡比多巴治疗帕金森病的作用机制是

    A. 激动中枢多巴胺受体　　　　　　B. 抑制外周多巴脱羧酶活性

    C. 阻断中枢胆碱受体　　　　　　　D. 抑制多巴胺的再摄取

    E. 增强脑内多巴胺含量

4. 单用时无抗帕金森病作用的药物是

    A. 金刚烷胺　　　　　　B. 卡比多巴　　　　　　C. 苯海索

    D. 左旋多巴　　　　　　E. 溴隐亭

5. 关于金刚烷胺的叙述,**错误**的是

    A. 起效快,用药数日即可获最大疗效　　B. 与左旋多巴合用有协同作用

    C. 促进 DA 释放,抑制 DA 再摄取　　　D. 抗胆碱作用较强

    E. 精神病、癫痫患者禁用

6. 关于苯海索的叙述,**错误**的是

    A. 阻断中枢胆碱受体,减弱 ACh 作用

    B. 减少黑质纹状体通路中 ACh 的释放

    C. 改善震颤效果好,改善僵直效果差

    D. 外周抗胆碱作用较阿托品弱

    E. 对抗精神病药引起的帕金森综合征有效

7. **禁止**与左旋多巴合用的药物是

    A. 卡比多巴　　　　　　B. 多巴胺　　　　　　C. 维生素 B_{12}

    D. 维生素 B_6　　　　　E. 苯海索

8. 对肌肉震颤**无效**的药物是

    A. 左旋多巴　　　　　　B. 多巴胺　　　　　　C. 苯海索

    D. 溴隐亭　　　　　　　E. 金刚烷胺

9. 可治疗抗精神病药引起的帕金森综合征的药物是

    A. 左旋多巴　　　　　　B. 卡比多巴　　　　　　C. 司来吉兰

    D. 溴隐亭　　　　　　　E. 苯海索

10. 治疗阿尔茨海默病的可逆性胆碱酯酶抑制药是

    A. 新斯的明　　　　　　B. 毛果芸香碱　　　　　C. 毒扁豆碱

    D. 他克林　　　　　　　E. 占诺美林

11. 我国学者从植物千层塔中分离得到的可逆性胆碱酯酶抑制药是

    A. 他克林　　　　　　　B. 多奈哌齐　　　　　　C. 加兰他敏

    D. 石杉碱甲　　　　　　E. 美曲磷酯

12. 能明显改善阿尔茨海默病患者认知功能的 M_1 受体激动药是

    A. 占诺美林　　　　　　B. 他克林　　　　　　　C. 多奈哌齐

    D. 乙酰胆碱　　　　　　E. 毛果芸香碱

【多项选择题】

1. 左旋多巴的特点是

  A. 起效慢,常需用药 2~3 周起效

  B. 饮食可影响其吸收

  C. 在脑内转变为多巴胺,补充纹状体多巴胺的不足

D. 卡比多巴可减少其不良反应

E. 不产生直立性低血压

2. 下列药物组合能增强抗帕金森病疗效的是

A. 左旋多巴与维生素 B_6 B. 左旋多巴与苄丝肼   C. 左旋多巴与苯海索

D. 左旋多巴与氯丙嗪   E. 左旋多巴与司来吉兰

3. 属于左旋多巴增效药的有

A. 卡比多巴   B. 苄丝肼   C. 司来吉兰

D. 恩他卡朋   E. 金刚烷胺

4. 治疗阿尔茨海默病的药物包括

A. 胆碱酯酶抑制药   B. M 受体激动药   C. NMDA 受体阻断药

D. 大脑功能恢复药   E. 自由基清除剂

（三）问答题

1. 简述左旋多巴抗帕金森病的作用特点。

2. 简述他克林治疗阿尔茨海默病的药理作用机制。

（孙宏丽）

第十四章　抗精神失常药

（一）名词解释

人工冬眠

（二）填空题

1. 抗精神失常药包括_____、_____、_____和抗焦虑症药。

2. 氯丙嗪用于人工冬眠常与_____和_____联合用药。

3. 氯丙嗪有强大的镇吐作用是由于它能阻断_____的_____受体所致，但它对_____呕吐无效。

4. 长期应用氯丙嗪引起的锥体外系反应的有_____、_____、_____、_____，前三种可用_____对抗。

（三）选择题

【单项选择题】

1. 氯丙嗪引起锥体外系不良反应的机制是

A. 阻断黑质纹状体通路中多巴胺受体

B. 阻断黑质纹状体通路中 M 受体

C. 阻断中脑 - 边缘系统通路中多巴胺受体

D. 阻断中脑 - 皮质通路中多巴胺受体

E. 激动黑质纹状体通路中多巴胺受体

2. 纠正氯丙嗪引起的低血压应选用

A. 多巴胺   B. 肾上腺素   C. 麻黄碱

D. 异丙肾上腺素   E. 去甲肾上腺素

3. 治疗精神分裂症选用

A. 地西泮   B. 苯巴比妥   C. 苯妥英钠

D. 氯丙嗪   E. 卡马西平

4. 氯丙嗪**不具有**的作用是

    A. 抗精神病   B. 影响体温   C. 催吐

    D. 镇静   E. 阻断 α 受体

5. 关于氯丙嗪止吐作用的叙述,**错误**的是

    A. 对尿毒症引起的呕吐有效   B. 对癌症引起的呕吐有效

    C. 对强心苷引起的呕吐有效   D. 对吗啡引起的呕吐有效

    E. 对晕船、晕车引起的呕吐有效

6. 在低温环境中能使正常人体温下降的药物是

    A. 阿司匹林   B. 对乙酰氨基酚   C. 布洛芬

    D. 吲哚美辛   E. 氯丙嗪

7. 氯丙嗪的不良反应**不包括**

    A. 帕金森综合征   B. 急性肌张力障碍   C. 内分泌失调

    D. 嗜睡   E. 血压升高

8. 氯丙嗪用作人工冬眠治疗严重感染、创伤性休克的主要目的是

    A. 抑制细菌在体内繁殖

    B. 中和体内内毒素

    C. 增强患者对缺氧的耐受力,减轻机体对伤害性刺激的反应

    D. 提高网状内皮系统的吞噬功能

    E. 调节血压

9. 氯氮平的主要不良反应是

    A. 帕金森综合征   B. 粒细胞减少   C. 急性肌张力障碍

    D. 静坐不能   E. 迟发性运动障碍

10. 治疗抑郁症**无效**的药物是

    A. 阿米替林   B. 氯米帕明   C. 多塞平

    D. 碳酸锂   E. 地昔帕明

11. 治疗躁狂症应选用的药物是

    A. 碳酸锂   B. 苯妥英钠   C. 氯米帕明

    D. 阿米替林   E. 地昔帕明

12. 氯丙嗪**不能**用于治疗

    A. 精神分裂症   B. 严重高热   C. 癫痫

    D. 顽固性呃逆   E. 呕吐

13. **几乎无锥体外系反应**的药物是

    A. 氟哌啶醇   B. 氯氮平   C. 奋乃静

    D. 氯丙嗪   E. 氟哌利多

【多项选择题】

1. 治疗抑郁症的药物包括

    A. 碳酸锂   B. 苯妥英钠   C. 氯米帕明

    D. 阿米替林   E. 地昔帕明

2. 治疗精神分裂症可选用

    A. 氯丙嗪   B. 氯普噻吨   C. 氟奋乃静

  D. 阿米替林   E. 舒必利

3. 中枢抗胆碱药可缓解长期应用氯丙嗪出现的

  A. 帕金森综合征   B. 迟发性运动障碍   C. 静坐不能

  D. 面容呆板   E. 急性肌张力障碍

4. 氯丙嗪的禁忌证有

  A. 高血压   B. 糖尿病   C. 有癫痫病史者

  D. 青光眼   E. 有惊厥史者

（四）问答题

1. 简述氯丙嗪的临床应用。

2. 简述氯丙嗪可阻断哪些受体,产生哪些作用及不良反应。

（孙宏丽）

第十五章　镇　痛　药

（一）填空题

1. 吗啡对中枢神经系统的作用包括_____、_____、_____、_____等。

2. 哌替啶用于胆、肾绞痛时应与_____合用。

3. 限制吗啡应用的主要原因是_____。

4. 吗啡急性中毒的三大特征是_____、_____、_____。

5. 抢救吗啡急性中毒可选用药物是_____。

（二）选择题

【单项选择题】

1. 治疗心源性哮喘可选用

  A. 肾上腺素   B. 异丙肾上腺素   C. 多巴胺

  D. 吗啡   E. 麻黄碱

2. 治疗胸膜炎伴有的剧烈干咳首选

  A. 吗啡   B. 哌替啶   C. 可待因

  D. 芬太尼   E. 纳洛酮

3. 与吗啡作用机制有关的是

  A. 阻断中枢阿片受体 B. 激动中枢阿片受体 C. 抑制中枢 PG 合成

  D. 抑制外周 PG 合成 E. 抑制缓激肽合成

4. 慢性钝痛时,**不宜**用吗啡的主要理由是

  A. 对钝痛效果差   B. 治疗量即抑制呼吸 C. 可致便秘

  D. 易产生依赖性   E. 易引起直立性低血压

5. **不属于**吗啡禁忌证的是

  A. 分娩止痛   B. 支气管哮喘   C. 诊断未明的急腹症

  D. 肝功能严重减退患者 E. 心源性哮喘

6. 吗啡的适应证为

  A. 分娩止痛   B. 哺乳期妇女的止痛

  C. 诊断未明的急腹症疼痛   D. 颅脑外伤的疼痛

  E. 急性严重创伤、烧伤等所致的疼痛

7. 吗啡急性中毒致死的主要原因是
    A. 呼吸麻痹　　　　　　　B. 昏迷　　　　　　　　　C. 瞳孔极度缩小
    D. 支气管哮喘　　　　　　E. 血压降低
8. **不属于**哌替啶的适应证的是
    A. 手术后疼痛　　　　　　B. 人工冬眠　　　　　　　C. 心源性哮喘
    D. 支气管哮喘　　　　　　E. 麻醉前给药
9. 胆绞痛患者最好选用
    A. 哌替啶 + 地西泮　　　　B. 哌替啶 + 氯丙嗪　　　　C. 哌替啶 + 吗啡
    D. 哌替啶 + 阿托品　　　　E. 哌替啶 + 异丙嗪
10. 下列药物中,连续应用**不会**产生生理依赖性(成瘾性)的是
    A. 吗啡　　　　　　　　　B. 哌替啶　　　　　　　　C. 可待因
    D. 芬太尼　　　　　　　　E. 罗通定
11. 患者,男,30岁,极度消瘦,急诊时已昏迷。查体:呼吸深度抑制,四肢及臀部多处注射针痕,瞳孔极度缩小,可能是药物引起的中毒。该药物可能是
    A. 阿托品　　　　　　　　B. 阿司匹林　　　　　　　C. 吗啡
    D. 肾上腺素　　　　　　　E. 苯巴比妥

【多项选择题】
1. 吗啡与哌替啶的共性有
    A. 激动中枢阿片受体　　　B. 用于人工冬眠　　　　　C. 引起便秘
    D. 引起直立性低血压　　　E. 有成瘾性
2. 吗啡的不良反应有
    A. 呼吸抑制　　　　　　　B. 恶心、便秘　　　　　　C. 排尿困难
    D. 粒细胞减少或缺乏　　　E. 易产生耐受性与依赖性
3. 哌替啶不良反应包括
    A. 恶心、呕吐　　　　　　B. 依赖性　　　　　　　　C. 直立性低血压
    D. 呼吸抑制　　　　　　　E. 瞳孔极度缩小,呈针尖样

(三)问答题
1. 吗啡为什么可用于治疗心源性哮喘而禁用于支气管哮喘?
2. 癌性疼痛患者选用镇痛药的原则有哪些?
3. 吗啡最主要的不良反应是什么? 为何吗啡禁用于分娩止痛、支气管哮喘和颅内升高者?

(李　昶)

第十六章　解热镇痛抗炎药

(一)名词解释

水杨酸反应

(二)填空题

1. 阿司匹林的主要不良反应包括_____、_____、_____、_____、_____。
2. 阿司匹林具有_____、_____、_____等作用,这些作用的机制均与_____有关。
3. 对乙酰氨基酚具有较强的_____作用,但几乎无_____作用。

4. 防治阿司匹林引起胃肠道不良反应的措施是_____、_____、_____等。

（三）选择题

【单项选择题】

1. 关于解热镇痛药解热作用的叙述，正确的是
   A. 仅能降低发热患者的体温
   B. 仅能降低正常人的体温
   C. 对发热患者和正常人体温均能降低
   D. 配合物理降温可使体温降至正常以下
   E. 通过抑制体温调节中枢而降温

2. 解热镇痛药的镇痛作用机制是
   A. 激动中枢阿片受体
   B. 阻断中枢阿片受体
   C. 促进外周前列腺素的合成
   D. 抑制外周前列腺素的合成
   E. 直接抑制感觉神经末梢

3. 有解热作用，<u>几乎无</u>抗炎作用的药物是
   A. 布洛芬
   B. 吲哚美辛
   C. 阿司匹林
   D. 吡罗昔康
   E. 对乙酰氨基酚

4. 阿司匹林<u>不能</u>用于治疗
   A. 感冒发热
   B. 风湿性关节炎
   C. 头痛
   D. 创伤剧痛
   E. 血栓栓塞性疾病

5. 下列药物中，<u>不能</u>用于治疗风湿性关节炎的药物是
   A. 阿司匹林
   B. 对乙酰氨基酚
   C. 吲哚美辛
   D. 布洛芬
   E. 双氯芬酸

6. 关于阿司匹林防治血栓栓塞性疾病的叙述，正确的是
   A. 应用剂量为 50~100mg/d 较好
   B. 应用剂量与解热剂量相同
   C. 应用剂量与抗风湿剂量相同
   D. 应用剂量越大越好
   E. 应用剂量越小越好

7. 阿司匹林<u>不具有</u>下列作用
   A. 解热镇痛
   B. 抗炎
   C. 抗风湿
   D. 治疗量抗血小板聚集于抗血栓形成
   E. 直接抑制体温调节中枢

8. 关于阿司匹林不良反应的叙述，<u>错误</u>的是
   A. 胃肠道反应最为常见
   B. 凝血障碍，术前 1 周应停用
   C. 过敏反应，哮喘、慢性荨麻疹患者不宜用
   D. 常用于小儿感冒退热
   E. 可引起水杨酸反应

9. 患者，男，42 岁，近日发现手指关节肿胀、疼痛，早晨起床后感到指关节明显僵硬，活动后减轻，经检查被确诊为类风湿关节炎。治疗药物可选用
   A. 哌替啶
   B. 对乙酰氨基酚
   C. 阿司匹林
   D. 氯丙嗪
   E. 地西泮

10. 患者,女,32 岁,有支气管哮喘病史,因气候突变,自觉头痛、鼻塞、发热,自认为感冒,便服阿司匹林一片,30min 后突感不适,呼吸困难,大汗。患者可能出现
  A. 阿司匹林哮喘   B. 水杨酸反应   C. 冷空气对呼吸道的刺激
  D. 感冒加重   E. 瑞氏综合征

【多项选择题】

1. 具有抗炎抗风湿作用的药物是
  A. 布洛芬   B. 吲哚美辛   C. 保泰松
  D. 对乙酰氨基酚   E. 阿司匹林

2. 阿司匹林的不良反应有
  A. 胃肠道反应   B. 甲状腺肿大
  C. 荨麻疹、血管神经性水肿等过敏反应 D. 促进氯化钠与水的再吸收,引起水肿
  E. 瑞氏综合征

3. 阿司匹林的临床应用包括
  A. 治疗感冒发热   B. 治疗神经痛、肌肉痛、关节痛、月经痛
  C. 抗炎、抗风湿   D. 急性风湿热的鉴别诊断
  E. 防止血栓形成

（四）问答题

1. 比较解热镇痛抗炎药与吗啡类镇痛药在镇痛作用方面的不同点。
2. 简述阿司匹林的药理作用和临床应用。

（李　昶）

第十七章　中枢兴奋药和改善脑代谢药

（一）填空题

1. 主要兴奋大脑皮层的兴奋药是_____和_____。
2. 能直接兴奋呼吸中枢的中枢兴奋药是_____和_____等。
3. 能促进大脑功能恢复的药物是_____、_____。抢救一氧化碳中毒最常选用_____。
4. 中枢兴奋药随剂量的增加都会引起的不良反应是_____。

（二）选择题

【单项选择题】

1. 治疗小儿遗尿症选用
  A. 咖啡因   B. 尼可刹米   C. 胞磷胆碱
  D. 哌醋甲酯   E. 洛贝林

2. 治疗新生儿窒息选用
  A. 咖啡因   B. 尼可刹米   C. 胞磷胆碱
  D. 哌醋甲酯   E. 洛贝林

3. 治疗脑动脉硬化所致的思维障碍选用
  A. 咖啡因   B. 尼可刹米   C. 吡拉西坦
  D. 哌醋甲酯   E. 二甲弗林

4. 关于尼可刹米的叙述,**错误**的是
  A. 直接兴奋呼吸中枢   B. 对吗啡中毒引起的呼吸抑制疗效较好

C. 作用温和,安全范围较大　　　D. 静脉给药速度不要过快

E. 不会导致惊厥

5. 对胞磷胆碱的叙述,**错误**的是

A. 对吗啡中毒引起的呼吸抑制疗效较好

B. 治疗脑手术所引起的意识障碍

C. 降低脑血管阻力

D. 能改善脑循环

E. 治疗脑血管意外所导致的神经系统的后遗症

【多项选择题】

1. 哌甲酯临床上应用于

A. 新生儿窒息　　　B. 配伍麦角胺治疗偏头痛　　C. 小儿遗尿症

D. 中枢性呼吸抑制　　　E. 儿童多动综合征

2. 抢救呼吸抑制可选用

A. 咖啡因　　　　　　B. 尼可刹米　　　　　　C. 吡拉西坦

D. 哌甲酯　　　　　　E. 二甲弗林

(三)问答题

简述咖啡因的药理作用和临床应用。

(李　昶)

第十八章　利尿药和脱水药

(一)填空题

1. 利尿药按其利尿效能分为_____、_____、_____三类。

2. 急性肺水肿首选的利尿药是_____,作为基础降压药的利尿药是_____,脑水肿首选药是_____。

3. 氢氯噻嗪的药理作用有_____、_____和_____。

4. 呋塞米属于_____效能利尿药,大量应用会引起低_____血症、低_____血症、低_____血症、低_____血症等水、电解质紊乱。

5. 螺内酯与_____竞争其受体,出现排_____和留_____的作用。

(二)选择题

【单项选择题】

1. **不宜**与呋塞米合用的抗生素是

A. 青霉素　　　　　　B. 羧苄西林　　　　　　C. 庆大霉素

D. 头孢派酮　　　　　E. 氨苄西林

2. 呋塞米的不良反应**不包括**

A. 耳毒性　　　　　　B. 高尿酸血症　　　　　C. 高钾血症

D. 低氯碱血症　　　　E. 低镁血症

3. 关于呋塞米的利尿作用的叙述,正确的是

A. 抑制肾小管碳酸酐酶　　　　B. 抑制磷酸二酯酶

C. 抑制 Na^+-Cl^- 共同转运子　　D. 抑制 Na^+-K^+-$2Cl^-$ 共同转运子

E. 对抗醛固酮的钠钾交换

4. 高钾血症患者**不宜**应用的利尿药是

    A. 氢氯噻嗪   B. 氯噻酮   C. 呋塞米

    D. 螺内酯   E. 依他尼酸

5. 具有耳毒性的利尿药是

    A. 氢氯噻嗪   B. 乙酰唑胺   C. 呋塞米

    D. 螺内酯   E. 氨苯蝶啶

6. 治疗脑水肿的首选药物是

    A. 螺内酯   B. 氢氯噻嗪   C. 呋塞米

    D. 氨苯蝶啶   E. 20% 甘露醇

7. 关于螺内酯的叙述,**错误**的是

    A. 最常见的不良反应是引起低血钾

    B. 长期使用可引起男性乳房发育

    C. 与醛固酮竞争远曲小管和集合管的醛固酮受体

    D. 用于治疗充血性心力衰竭

    E. 用于治疗伴有醛固酮升高的顽固性水肿

8. **不合理**的用药配伍是

    A. 氢氯噻嗪 + 螺内酯   B. 呋塞米 + 氯化钾   C. 氢氯噻嗪 + 氯化钾

    D. 呋塞米 + 氨苯蝶啶   E. 呋塞米 + 庆大霉素

9. 既可治疗尿崩症,又可治疗高血压的药物是

    A. 呋塞米   B. 20% 甘露醇   C. 氢氯噻嗪

    D. 螺内酯   E. 氨苯蝶啶

10. 溶液遇冷易析出结晶的药物是

    A. 呋塞米   B. 20% 甘露醇   C. 10% 葡萄糖

    D. 螺内酯   E. 碳酸氢钠

11. 心功能不全患者禁用的药物是

    A. 呋塞米   B. 20% 甘露醇   C. 氢氯噻嗪

    D. 螺内酯   E. 氨苯蝶啶

12. 可降低眼内压的药物是

    A. 呋塞米   B. 氨苯蝶啶   C. 氢氯噻嗪

    D. 螺内酯   E. 20% 甘露醇

13. 关于呋塞米用药护理的叙述,正确的是

    A. 了解患者近期是否使用强心苷、氨基糖苷类药物

    B. 巴比妥类药物中毒时,不能使用呋塞米

    C. 患者有耳鸣或听力丧失时,减少呋塞米的用量

    D. 利尿药最好在睡前使用

    E. 利尿药的安全范围大,大量使用也很安全

14. 能促进尿酸排泄的利尿药是

    A. 氢氯噻嗪   B. 螺内酯   C. 布美他尼

    D. 呋塞米   E. 氨苯蝶啶

15. 糖尿病患者慎用的药物是

    A. 乙酰唑胺   B. 普萘洛尔   C. 螺内酯

    D. 氢氯噻嗪   E. 20% 甘露醇

【多项选择题】

1. 可引起低钾血症的药物是

    A. 呋塞米   B. 氨苯蝶啶   C. 氢氯噻嗪

    D. 螺内酯   E. 依他尼酸

2. 痛风患者**不宜**选用的药物是

    A. 呋塞米   B. 50% 葡萄糖   C. 氢氯噻嗪

    D. 氨苯蝶啶   E. 20% 甘露醇

3. 关于 20% 甘露醇的叙述，正确的是

    A. 治疗脑水肿   B. 降低眼内压   C. 遇冷易结晶

    D. 治疗急性肺水肿   E. 治疗心力衰竭

（三）问答题

1. 氢氯噻嗪与螺内酯能否合用？为什么？

2. 20% 的甘露醇静脉注射有利尿作用，能否用于心力衰竭的治疗？为什么？

（姚 伟 马晓茜）

第十九章 抗高血压药

（一）填空题

1. 高血压病是指成人在静息状态时，收缩压≥_____mmHg 和 / 或舒张压≥_____mmHg 即可诊断为高血压。

2. 常用的抗高血压药有_____、_____、_____以及_____、_____，共 5 类。

3. 高血压合并支气管哮喘不宜选用_____，高血压合并痛风不宜选用_____，高血压合并消化性溃疡不宜选用_____。

（二）选择题

【单项选择题】

1. 单纯收缩期高血压宜选用的降压药是

    A. 普萘洛尔   B. 硝苯地平   C. 氯沙坦

    D. 利血平   E. 哌唑嗪

2. 伴有痛风的高血压患者**不宜**选用

    A. 普萘洛尔   B. 氢氯噻嗪   C. 氯沙坦

    D. 硝普钠   E. 哌唑嗪

3. 高血压合并糖尿病宜选用的降压药是

    A. 普萘洛尔   B. 硝苯地平   C. 硝普钠

    D. 美托洛尔   E. 卡托普利

4. 伴有良性前列腺增生的高血压患者宜选用

    A. 普萘洛尔   B. 氯沙坦   C. 哌唑嗪

    D. 贝那普利   E. 氢氯噻嗪

5. 伴有消化性溃疡的高血压患者**不宜**选用
    A. 硝苯地平   B. 哌唑嗪   C. 硝普钠
    D. 利血平   E. 氢氯噻嗪

6. 治疗高血压危象应选用的药物是
    A. 硝普钠   B. 氨氯地平   C. 硝苯地平
    D. 哌唑嗪   E. 氢氯噻嗪

7. 高血压伴有精神抑郁者**不宜**选用
    A. 尼群地平   B. 氯沙坦   C. 利血平
    D. 美托洛尔   E. 氢氯噻嗪

8. 可引起首剂现象的降压药是
    A. 哌唑嗪   B. 硝苯地平   C. 氢氯噻嗪
    D. 卡托普利   E. 硝普钠

9. 刺激性干咳是下列药物中较常见的不良反应。该药物是
    A. 氢氯噻嗪   B. 吲达帕胺   C. 氯沙坦
    D. 普萘洛尔   E. 卡托普利

10. 下列降压药物中,可以引起血钾升高的是
    A. 培哚普利   B. 美托洛尔   C. 氨氯地平
    D. 氢氯噻嗪   E. 吲达帕胺

11. 属于血管紧张素 II 受体阻断药的是
    A. 卡托普利   B. 利血平   C. 氢氯噻嗪
    D. 氯沙坦   E. 肼屈嗪

12. 可改善血脂代谢的药物是
    A. 利血平   B. 美托洛尔   C. 哌唑嗪
    D. 氢氯噻嗪   E. 可乐定

13. 长期用药还可抑制心室和血管的重构的药物是
    A. 哌唑嗪   B. 吲达帕胺   C. 硝苯地平
    D. 硝普钠   E. 依那普利

14. 兼有利尿和钙通道阻滞双重作用的药物是
    A. 利血平   B. 卡托普利   C. 硝苯地平
    D. 吲达帕胺   E. 普萘洛尔

【多项选择题】

1. 关于抗高血压药的叙述,正确的是
    A. 硝普钠应避光保存
    B. 哌唑嗪首次服用减少剂量
    C. 血压控制到目标血压后,可立即停用降压药
    D. 目前常用的降压药不包括 α_1 受体阻断药
    E. 长期使用降压药,优先推荐长效制剂

2. 下列药物中,属于常用高血压药的是
    A. β 肾上腺素受体阻断药   B. 钙通道阻滞药   C. 血管紧张素转化酶抑制药
    D. 利尿药   E. 血管扩张药

3. 下列药物中,**不属于**常用高血压药的是

    A. 可乐定   B. 硝普钠   C. 肼屈嗪

    D. 氯沙坦   E. 利血平

(三)问答题

1. 简述氢氯噻嗪的降压特点?

2. 常用抗高血压药物分几类?各列举一个代表药。

（褚燕琦）

第二十章 抗充血性心力衰竭药

(一)填空题

1. 卡托普利治疗 CHF 的主要作用是减弱_____的缩血管作用;减轻_____所致的水钠潴留;增加血中_____含量,使血管扩张;阻止或逆转_____;降低 CHF 患者的病死率、改善预后。

2. 强心苷中毒最常见、最早出现的心律失常为_____,严重时可致室性心动过速,甚至发展为_____。

3. 强心苷临床适应证有_____、_____、_____、_____等。

4. 诱发强心苷中毒的因素有低血_____、低血_____及高血_____等,用药期间要注意及时补充_____。

5. β 受体阻断药治疗 CHF 时,应在使用_____,以及_____或_____等药物的基础上,在病情相对稳定的情况下,从_____剂量开始使用。

(二)选择题

【单项选择题】

1. 可阻止或逆转心室或血管重构,降低 CHF 患者的病死率的药物是

    A. 地高辛   B. 多巴酚丁胺   C. 卡托普利

    D. 米力农   E. 硝普钠

2. 强心苷对下列原因引起的 CHF 疗效最**不理想**的是

    A. 先天性心脏病   B. 肺源性心脏病

    C. 高血压性心脏病   D. 瓣膜病

    E. 冠状动脉粥样硬化性心脏病

3. 治疗强心苷中毒引起的缓慢型心律失常选用

    A. 维拉帕米   B. 苯妥英钠   C. 利多卡因

    D. 普鲁卡因胺   E. 阿托品

4. 强心苷的适应证**不包括**

    A. 慢性心功能不全   B. 室性心动过速

    C. 心房纤颤   D. 急性左心衰竭

    E. 阵发性室上性心动过速

5. 关于多巴酚丁胺的叙述,正确的是

    A. 激动心脏 β_1 受体,增强心脏收缩力   B. 明显加快心率

    C. 长期应用不产生耐受性   D. 治疗 CHF 时一般不引起心律失常

    E. 是治疗 CHF 的基础药

6. 关于 β 受体阻断药治疗 CHF 的叙述, **错误**的是
   - A. 抑制交感神经活性
   - B. 上调 $β_1$ 受体
   - C. 激活 RAS
   - D. 抗心肌及血管重构
   - E. 抗心律失常

7. 强心苷中毒引起的心律失常最常见、最早出现的是
   - A. 室性期前收缩
   - B. 窦性心动过缓
   - C. 窦性心动过速
   - D. 心房扑动
   - E. 心房颤动

8. 卡托普利的适应证是
   - A. 慢性心功能不全
   - B. 心房颤动
   - C. 室性心动过速
   - D. 心房扑动
   - E. 阵发性室上性心动过速

9. 关于 β 受体阻断药治疗 CHF 的叙述,正确的是
   - A. 可单独用于治疗 CHF
   - B. 在利尿药、ACE 抑制药等治疗的基础上、病情相对稳定时使用
   - C. 可用于急性 CHF
   - D. 发挥作用快
   - E. 降低 $β_1$ 受体对内源性儿茶酚胺的敏感性

10. 关于螺内酯的叙述, **错误**的是
    - A. 可用于高血压及 CHF 的治疗
    - B. 能拮抗醛固酮的作用
    - C. 单独用于急性 CHF 时,可降低病死率
    - D. 可引起血钾升高
    - E. 为弱效利尿药

11. 能扩张小动脉和小静脉,用于危重 CHF 的药物是
    - A. 肼屈嗪
    - B. 普萘洛尔
    - C. 氨氯地平
    - D. 硝普钠
    - E. 哌唑嗪

12. 关于强心苷用药护理要点的叙述,正确的是
    - A. 注意是否存在高血钾、低血镁等诱发中毒的因素
    - B. 合用胺碘酮、维拉帕米能降低地高辛中毒的发生率
    - C. 心率低于 60 次 /min,应增加强心苷的用量
    - D. 静脉推注钙剂增强地高辛的作用
    - E. 室性心动过速、房室传导阻滞等禁用地高辛

13. 关于螺内酯治疗 CHF 的叙述, **错误**的是
    - A. 阻止或逆转心室重构
    - B. 在 β 受体阻断药、利尿药等常规治疗的基础上加用
    - C. 主要用于重度 CHF 患者
    - D. 是 CHF 患者的首选药
    - E. 改善 CHF 患者的预后,降低病死率

14. 强心苷类药物增强心肌收缩力的机制是
    - A. 兴奋心脏 $β_1$ 受体
    - B. 使心肌细胞内 Ca^{2+} 增加
    - C. 使心肌细胞内 K^+ 增加
    - D. 使心肌细胞内 Na^+ 增加
    - E. 兴奋心脏 α 受体

【多项选择题】

1. 诱发强心苷中毒的因素有
   A. 低血钾
   B. 高血钙
   C. 低血镁
   D. 合用呋塞米、奎尼丁等
   E. 肾衰竭

2. 关于血管扩张药治疗 CHF 的叙述,正确的是
   A. 硝酸甘油主要扩张静脉,降低心脏前负荷
   B. 肼屈嗪主要扩张小动脉,降低心脏后负荷
   C. 哌唑嗪主要扩张小静脉,降低心脏前、后负荷
   D. 治疗 CHF 时应注意调整剂量,不宜使血压过度下降
   E. 是治疗慢性心功能不全的基础药物

3. 能逆转心肌、血管重构的药物有
   A. 卡托普利
   B. 地高辛
   C. 卡维地洛
   D. 氯沙坦
   E. 螺内酯

(三)问答题

1. β受体阻断药治疗心力衰竭的药理基础有哪些? 用药注意事项是什么?
2. 血管紧张素转换酶抑制药治疗心力衰竭的作用有哪些?

(姚 伟 马晓茜)

第二十一章 抗心律失常药

(一)名词解释

1. 后除极
2. 折返激动

(二)填空题

1. 利多卡因可选择性作用于心肌的_____,降低其自律性,促进_____外流,相对延长 ERP,临床主要用于治疗_____性心律失常,常采用_____给药。

2. 用于抗心律失常的钙拮抗药是_____,主要用于_____性心律失常。

3. 胺碘酮属于延长_____药,抑制_____外流,抑制_____极过程。

4. 普萘洛尔是_____性心动过速的首选药,与强心苷合用,可控制_____、_____及_____性心动过速时的室性频率。

(三)选择题

【单项选择题】

1. 急性心肌梗死引起的室性心动过速最常选用的药物是
   A. 美西律
   B. 胺碘酮
   C. 普鲁卡因胺
   D. 普萘洛尔
   E. 利多卡因

2. 属于Ⅰa类抗心律失常的药物是
   A. 利多卡因
   B. 胺碘酮
   C. 普鲁卡因胺
   D. 普萘洛尔
   E. 维拉帕米

3. 利多卡因的适应证**不包括**
   A. 室性期前收缩
   B. 室性心动过速
   C. 心室纤颤
   D. 室上性心动过速

E. 强心苷中毒所致室性心律失常

4. 关于利多卡因的叙述，**错误**的是

    A. 促进4相K^+外流，提高浦肯野细胞自律性

    B. 主要用于室性心律失常

    C. 高浓度利多卡因可减慢传导

    D. 口服易吸收，但首过效应明显，常静脉给药

    E. 促进浦肯野细胞3相K^+外流，相对延长ERP

5. 强心苷中毒引起的心律失常选用

    A. 普萘洛尔   B. 普鲁卡因胺   C. 苯妥英钠

    D. 美西律   E. 维拉帕米

6. 下列药物中，**不宜**口服给药的是

    A. 维拉帕米   B. 苯妥英钠   C. 普萘洛尔

    D. 利多卡因   E. 胺碘酮

7. 长期使用可引起肺纤维化的药物是

    A. 胺碘酮   B. 维拉帕米   C. 美西律

    D. 普鲁卡因胺   E. 利多卡因

8. 属于I_C类抗心律失常的药物是

    A. 维拉帕米   B. 普罗帕酮   C. 普萘洛尔

    D. 阿托品   E. 地高辛

9. 维拉帕米主要适应证是

    A. 病窦综合征   B. 阵发性室上性心动过速

    C. 急性心功能不全   D. 心源性休克

    E. 重度房室传导阻滞

10. 具有抗癫痫作用的抗心律失常药是

    A. 维拉帕米   B. 利多卡因   C. 苯妥英钠

    D. 阿托品   E. 地高辛

11. 窦性心动过速首选

    A. 胺碘酮   B. 利多卡因   C. 普萘洛尔

    D. 阿托品   E. 维拉帕米

12. 关于抗心律失常药的叙述，正确的是

    A. 窦性心动过速宜选用普萘洛尔

    B. 利多卡因能绝对延长浦肯野纤维的ERP

    C. 抗心律失常药都是通过绝对延长ERP发挥作用

    D. 普鲁卡因胺是I_C类抗心律失常药

    E. 维拉帕米对室性心律失常效果较好

13. 属于延长动作电位时程的药物是

    A. 利多卡因   B. 胺碘酮   C. 维拉帕米

    D. 奎尼丁   E. 苯妥英钠

14. 既能治疗外周神经痛，又能抗心律失常的药物是

    A. 维拉帕米   B. 胺碘酮   C. 普萘洛尔

D. 普鲁卡因胺　　　　　E. 苯妥英钠

【多项选择题】

1. 抗心律失常药的作用机制包括

　A. 降低自律性　　　　B. 改变传导性　　　　C. 延长有效不应期

　D. 抑制心脏收缩力　　E. 扩张血管

2. 抗心律失常药的分类包括

　A. 钠通道阻滞药　　　　　　　　　B. β肾上腺素受体阻断药

　C. 延长动作电位时程药　　　　　　D. 钙通道阻滞药

　E. α肾上腺素受体阻断药

3. 属于钠通道阻滞药的是

　A. 利多卡因　　　　　B. 普鲁卡因胺　　　　C. 美西律

　D. 苯妥英钠　　　　　E. 普罗帕酮

（四）问答题

1. 简述利多卡因抗心律失常的作用和临床应用。

2. 胺碘酮的临床应用和不良反应有哪些？

（姚　伟）

第二十二章　抗心绞痛药

（一）填空题

1. 硝酸甘油抗心绞痛最常采用的给药途径是＿＿＿＿＿。

2. 临床上常将硝酸酯类与＿＿＿＿合用。其合用的意义在于,前者可对抗后者＿＿＿＿,而后者可对抗前者＿＿＿＿的不良作用。但合用时须注意＿＿＿＿,否则＿＿＿＿,反而不利于缓解心绞痛。

3. 普萘洛尔对＿＿＿＿型心绞痛疗效最好。

4. 硝苯地平扩张冠状动脉和外周小动脉的作用明显,对＿＿＿＿型心绞痛疗效最好。

5. 硝酸甘油的适应证包括＿＿＿＿,＿＿＿＿,＿＿＿＿。

（二）选择题

【单项选择题】

1. 可引起心室容积增大的药物是

　A. 硝苯地平　　　　　B. 硝酸甘油　　　　　C. 普萘洛尔

　D. 硝酸异山梨酯　　　E. 维拉帕米

2. 变异型心绞痛**不宜**选用

　A. 硝酸甘油　　　　　B. 普萘洛尔　　　　　C. 硝苯地平

　D. 维拉帕米　　　　　E. 地尔硫䓬

3. 关于硝酸甘油临床应用的叙述,**错误**的是

　A. 治疗各型心绞痛急性发作　　　B. 治疗急性充血性心力衰竭

　C. 治疗急性心肌梗死　　　　　　D. 治疗慢性充血性心力衰竭

　E. 治疗心律失常

4. 对伴有高血压和窦性心动过速的心绞痛患者宜选用

　A. 硝苯地平　　　　　B. 地尔硫䓬　　　　　C. 普萘洛尔

D. 维拉帕米　　　　　　　E. 卡维地洛

5. 关于对硝酸甘油抗心绞痛作用的叙述,**错误**的是
   A. 扩张外周血管,降低心肌耗氧量　　B. 扩张冠状动脉,增加缺血区血液灌注
   C. 降低心室壁张力,增加心内膜供血　　D. 减慢心率及降低心肌收缩力
   E. 保护缺血的心肌细胞

6. 硝酸甘油首过效应明显,**不宜**用的给药途径是
   A. 口服　　　　　　　　　　B. 舌下含化
   C. 雾化吸入　　　　　　　　D. 软膏涂于前臂、胸及背部皮肤
   E. 注射

7. 硝酸甘油扩血管作用机制是
   A. 阻断 α_1 受体　　　　　　　B. 激动 β 受体
   C. 阻断 M 受体　　　　　　　D. 激动 DA 受体
   E. 在血管内皮细胞中释放 NO

8. **不宜**与普萘洛尔合用于抗心绞痛的药物是
   A. 硝苯地平　　　　B. 单硝酸异山梨酯　　　C. 硝酸甘油
   D. 维拉帕米　　　　E. 硝酸异山梨酯

9. 伴有支气管哮喘的心绞痛患者**不宜**选用的是
   A. 普萘洛尔　　　　　　B. 硝苯地平　　　　　C. 维拉帕米
   D. 硝酸甘油　　　　　　E. 硝酸异山梨酯

10. 最常用于中止或缓解心绞痛发作的药是
    A. 硝苯地平　　　　　　B. 维拉帕米　　　　　C. 硝酸异山梨酯
    D. 普萘洛尔　　　　　　E. 硝酸甘油

11. 易引起耐受性的抗心绞痛药是
    A. 硝苯地平　　　　　　B. 硝酸甘油　　　　　C. 硝酸异山梨酯
    D. 维拉帕米　　　　　　E. 普萘洛尔

12. **不宜**单独用于治疗变异型心绞痛的药物是
    A. 硝酸甘油　　　　　　B. 硝苯地平　　　　　C. 硝酸异山梨酯
    D. 单硝酸异山梨酯　　　E. 普萘洛尔

【多项选择题】

1. 常用的抗心绞痛药有
   A. 硝酸酯类　　　　　　　　B. 血管紧张素转化酶抑制药
   C. 利尿药　　　　　　　　　D. β 受体阻断药
   E. 钙通道阻滞药

2. 关于抗心绞痛药的叙述,正确的是
   A. 舌下含服是硝酸甘油最常用的给药方法
   B. 硝酸甘油可引起反射性心率加快
   C. 普萘洛尔对伴有高血压和快速型心律失常的患者更为适用
   D. β 受体阻断药不宜单独用于治疗变异型心绞痛
   E. 钙通道阻滞药主要用于治疗变异型心绞痛

（三）问答题

1. 简述抗心绞痛药分类、各类列举至少一种代表药物，并叙述其抗心绞痛作用。

2. 硝酸甘油的用药护理措施有哪些？

（秦博文）

第二十三章　调血脂药和抗动脉粥样硬化药

（一）填空题

1. 调血脂药是指能改善_____，对_____具有防治作用的药物。

2. 调血脂药分为_____、_____、_____、_____4类。

3. 胆酸螯合剂能与_____结合形成络合物，阻断_____，促其从肠道排泄，发挥调血脂作用。

4. n-3型多烯脂肪酸可明显降低TG及VLDL，升高HDL，用于治疗_____。长期或大剂量服用可出现出血时间延长，故_____患者禁用。

5. 他汀类药物的禁忌证有_____、_____、_____。

（二）选择题

【单项选择题】

1. 关于贝特类的不良反应的叙述，**错误**的是

    A. 胃肠道反应　　　　　B. 皮疹、脱发　　　　　C. 血压升高

    D. 肝功能异常　　　　　E. 视物模糊

2. **不属于**抗血管内皮损伤的硫酸多糖类药物是

    A. 硫酸多糖　　　　　B. 肝素　　　　　C. 硫酸软骨素 A

    D. 硫酸葡聚糖　　　　　E. 普伐他汀

3. 有调血脂和抗氧化作用，用于预防动脉粥样硬化形成的药物是

    A. 普伐他汀　　　　　B. 辛伐他汀　　　　　C. 普罗布考

    D. 烟酸　　　　　E. 氯贝丁酯

4. 能明显降低血浆胆固醇的是

    A. 普罗布考　　　　　B. 洛伐他汀　　　　　C. 吉非贝齐

    D. 烟酸　　　　　E. 苯扎贝特

5. 属B族维生素，大剂量能迅速降低血浆VLDL和TG浓度的药物是

    A. 普罗布考　　　　　B. 普伐他汀　　　　　C. 非诺贝特

    D. 烟酸　　　　　E. 考来替泊

6. 能明显降低血浆三酰甘油的药物是

    A. 苯扎贝特　　　　　B. 考来烯胺　　　　　C. 普罗布考

    D. 洛伐他汀　　　　　E. 阿伐他汀

7. 可引起横纹肌溶解症的药物是

    A. 肝素　　　　　B. 考来烯胺　　　　　C. 普罗布考

    D. 辛伐他汀　　　　　E. 烟酸

8. 通过抑制HMG-CoA还原酶而减少胆固醇合成的药是

    A. 考来烯胺　　　　　B. 普罗布考　　　　　C. 辛伐他汀

    D. 吉非贝齐　　　　　E. 烟酸

9. 他汀类与贝特类药物联用出现严重的不良反应是

    A. 横纹肌溶解症   B. 消化道症状   C. 过敏反应

    D. 粒细胞减少   E. 肾损害

10. 考来烯胺降低血脂的作用机制是

    A. 抑制血小板聚集   B. 抑制胆固醇的吸收

    C. 促进胆固醇的合成   D. 抑制 HMG-CoA 还原酶

    E. 抗氧自由基

【多项选择题】

1. 下列属于贝特类的是

    A. 吉非贝齐   B. 苯扎贝特   C. 硫酸多糖

    D. 普罗布考   E. 普伐他汀

2. 关于洛伐他汀的叙述,正确的有

    A. 少数人可发生骨骼肌溶解及肝损害   B. 用于治疗各种高胆固醇血症

    C. 抑制 HMG-CoA 还原酶活性   D. 可发挥抗氧自由基作用

    E. 可轻度升高 HDL 水平

（三）问答题

1. 简述他汀类的调血脂作用及临床应用。

2. 简述普罗布考的药理作用。

（秦博文）

第二十四章 　肾上腺皮质激素类药

（一）名词解释

隔日疗法

（二）填空题

1. 糖皮质激素类药对血液和造血系统的影响是使红细胞_____、血小板_____、淋巴细胞_____、嗜酸性粒细胞_____。

2. 糖皮质激素类药用于严重感染时必须合用_____。

3. 可的松和泼尼松在肝分别转化为_____和_____才具有药理活性,故严重_____功能不全患者不宜应用可的松和泼尼松。

4. 糖皮质激素类药长期应用可反馈性抑制腺垂体分泌_____,使肾上腺皮质失用性萎缩,当突然停药时可能出现_____。

（三）选择题

【单项选择题】

1. 肝功能不全的患者**不宜**选用的糖皮质激素类药物是

    A. 可的松   B. 氢化可的松   C. 泼尼松龙

    D. 倍他米松   E. 地塞米松

2. 下列糖皮质激素类药中抗炎作用最强的是

    A. 可的松   B. 氢化可的松   C. 泼尼松龙

    D. 泼尼松   E. 地塞米松

3. 关于糖皮质激素类药的叙述,正确的是
   A. 可减少胃酸分泌用于治疗消化性溃疡
   B. 可降低机体防御能力诱发或加重感染
   C. 可杀灭细菌用于中毒性肺炎
   D. 可降低血糖治疗糖尿病
   E. 可中和内毒素用于感染性休克

4. 糖皮质激素**不具有**的效应是
   A. 促进糖原异生 B. 可增高血浆胆固醇 C. 长期用药造成骨质脱钙
   D. 加速蛋白质分解代谢 E. 能够排钠保钾

5. 关于糖皮质激素对血液成分影响的叙述,正确的是
   A. 中性白细胞减少 B. 红细胞减少 C. 抑制骨髓造血
   D. 淋巴细胞减少 E. 血小板减少

6. 治疗肾病综合征主要是由于糖皮质激素类药具有
   A. 抗炎作用 B. 免疫抑制作用 C. 抗休克作用
   D. 抗毒作用 E. 抗过敏作用

7. 糖皮质激素类药抗休克作用机制,**不包括**
   A. 抑制炎症因子的产生 B. 稳定溶酶体膜
   C. 解除小血管痉挛 D. 减少心肌抑制因子生成
   E. 对抗外毒素

8. 糖皮质激素用于治疗严重感染是因为其能
   A. 杀灭细菌 B. 提高机体免疫力
   C. 缓解症状,帮助患者度过危险期 D. 防止出现后遗症
   E. 增强抗菌药的抗菌作用

9. 糖皮质激素**不适用**于治疗
   A. 支气管哮喘 B. 过敏性休克 C. 肾病综合征
   D. 中毒性肺炎 E. 水痘

10. 糖皮质激素大剂量突击疗法用于
    A. 中毒性休克 B. 接触性皮炎
    C. 重度高血压 D. 肾病综合征
    E. 慢性肾上腺皮质功能不全

11. 糖皮质激素用于治疗自身免疫性疾病时采用隔日疗法的目的是
    A. 避免诱发或加重感染 B. 避免出现反跳现象
    C. 避免诱发或加重溃疡 D. 避免出现医源性肾上腺皮质功能减退
    E. 避免出现肾上腺皮质功能亢进症状

12. 糖皮质激素隔日疗法的给药时间是
    A. 隔日中午 B. 隔日下午 C. 隔日晚上
    D. 隔日午夜 E. 隔日清晨

13. 糖皮质激素小剂量替代疗法用于
    A. 再生障碍性贫血 B. 肾病综合征
    C. 血小板减少症 D. 肾上腺皮质功能减退症

E. 系统性红斑狼疮

14. 长期应用糖皮质激素可能引起
    A. 高血钙　　　　　　B. 低血钾　　　　　　C. 高血钾
    D. 低血压　　　　　　E. 低血糖

15. **不宜**选用糖皮质激素治疗的疾病是
    A. 虹膜炎　　　　　　B. 角膜炎　　　　　　C. 角膜溃疡
    D. 视神经炎　　　　　E. 视网膜炎

16. 长期应用糖皮质激素,突然停药产生反跳现象,其原因主要是
    A. 病情未充分控制　　　　　　B. ACTH 突然分泌增多
    C. 肾上腺皮质功能亢进　　　　D. 甲状腺功能亢进
    E. 垂体功能亢进

17. 糖皮质激素用于治疗脑膜炎、胸膜炎、心包炎等疾病,其目的是
    A. 提高机体应激能力　　　　　B. 缓解毒血症状
    C. 增强抗菌药物作用　　　　　D. 延缓抗菌药耐药性产生
    E. 防止炎症后遗症

18. 某应用糖皮质激素患者出现感染加重,其主要原因可能是
    A. 激素用量不足,无法控制症状　　B. 患者对激素不敏感
    C. 降低了机体防御能力　　　　　　D. 病原微生物毒力强
    E. 促进病原微生物繁殖

【多项选择题】

1. 糖皮质激素的生理作用包括
   A. 升高血糖　　　　　　B. 促进蛋白质合成　　　　C. 促进脂肪分解
   D. 轻度的潴钠排钾　　　E. 低血钙

2. 糖皮质激素对血液和造血系统的影响是
   A. 中性粒细胞数量增加,但游走、吞噬能力下降
   B. 淋巴细胞数目减少
   C. 刺激骨髓造血
   D. 纤维蛋白原浓度增加
   E. 大剂量使血小板增加

3. 糖皮质激素类药**禁用于**
   A. 中毒性肺炎　　　　　B. 骨折　　　　　　　C. 高血压
   D. 糖尿病　　　　　　　E. 活动性结核病

（四）问答题

1. 简述糖皮质激素类药在严重感染中的应用。
2. 长期应用糖皮质激素类药突然停药为什么会引起医源性肾上腺皮质功能减退,如何防治?
3. 糖皮质激素类药有哪些禁忌证?

（王　梅）

第二十五章　甲状腺激素和抗甲状腺药

（一）填空题

1. 甲状腺激素包括_____和_____,其中_____的生物活性相对较高。

2. 目前常用的抗甲状腺药有_____、_____、_____和_____四类。

3. 硫脲类抗甲状腺药可分为_____类和_____类,前者包括_____和_____,后者包括_____和_____。

4. 硫脲类通过抑制_____而抑制甲状腺激素的_____,而大剂量碘则通过抑制_____而抑制甲状腺激素的_____。

5. 小剂量碘剂用于_____,大剂量碘剂用于_____和_____。

（二）选择题

【单项选择题】

1. 用于治疗呆小病的药物是

    A. ^{131}I
    B. 甲巯咪唑
    C. 小剂量碘

    D. 大剂量碘
    E. 甲状腺素

2. 硫脲类药物起效缓慢的原因是

    A. 药物经胃肠道吸收缓慢
    B. 血浆蛋白结合率高

    C. 不能对抗已合成的甲状腺激素
    D. 治疗前期甲状腺组织代偿性增生

    E. 主要抑制甲状腺激素的释放

3. 能抑制外周组织中 T_4 转化为 T_3 的药物是

    A. 碘和碘化物
    B. 甲硫氧嘧啶
    C. 丙硫氧嘧啶

    D. 甲巯咪唑
    E. 卡比马唑

4. 硫脲类药物的临床应用**不包括**

    A. 轻度甲亢
    B. 甲亢术后复发
    C. 甲亢术前准备

    D. 甲状腺危象
    E. 单纯性甲状腺肿

5. 关于抗甲状腺药的叙述,正确的是

    A. 甲亢内科治疗多选用大剂量碘和碘化物

    B. 甲巯咪唑可用于甲亢手术前准备,但可使甲状腺腺体增生变大

    C. 大剂量碘可用于甲亢手术前准备,但可使甲状腺腺体增生变大

    D. 妊娠期甲亢多应用小剂量碘和碘化物

    E. 妊娠期甲亢多应用 ^{131}I

6. 大剂量碘剂产生抗甲状腺作用的主要原因是

    A. 抑制甲状腺激素的合成
    B. 使腺泡上皮破坏、萎缩

    C. 抑制免疫球蛋白的生成
    D. 抑制甲状腺激素的释放

    E. 抑制碘泵

7. 甲状腺危象的治疗主要采用

    A. 大剂量碘剂
    B. 小剂量碘剂
    C. 大剂量硫脲类药物

    D. 普萘洛尔
    E. 甲状腺素

8. 下列情况中,可使用放射性碘 ^{131}I 治疗的是

    A. 青少年甲亢
    B. 甲亢术后复发
    C. 甲状腺危象

D. 甲状腺功能减退症　　　E. 单纯性甲状腺肿

9. 某甲状腺功能亢进症患者,既往有哮喘病史,在制定治疗方案时,应禁用的药物是

　　A. 普萘洛尔　　　　　　B. 卡比马唑　　　　　C. 甲巯咪唑

　　D. 甲硫氧嘧啶　　　　　E. 丙硫氧嘧啶

10. 甲状腺功能检查应用

　　A. 左甲状腺素　　　　　B. 丙硫氧嘧啶　　　　C. 小剂量碘

　　D. 大剂量碘　　　　　　E. 少量 ^{131}I

11. 硫脲类药物最严重的不良反应是

　　A. 耳毒性　　　　　　　B. 甲状腺功能减退　　C. 粒细胞缺乏症

　　D. 肾衰竭　　　　　　　E. 心律失常

12. 王某,女,18 岁,2 个月前被诊断为甲亢,服用甲巯咪唑治疗,近 3d 出现高热、咽痛等症状。应警惕患者可能发生

　　A. 肝损害　　　　　　　B. 药物热　　　　　　C. 药物过量

　　D. 粒细胞缺乏　　　　　E. 药物用量不足

【多项选择题】

1. 甲状腺激素的药理作用包括

　　A. 维持生长发育　　　　B. 提高基础代谢率　　C. 升高血压

　　D. 减慢心率　　　　　　E. 抑制骨骼发育

2. 关于碘和碘化物的叙述,正确的是

　　A. 小剂量碘是合成甲状腺激素的原料

　　B. 小剂量碘可治疗单纯性甲状腺肿

　　C. 小剂量碘可用于甲亢内科治疗

　　D. 大剂量碘可治疗甲状腺危象

　　E. 大剂量碘可用于甲亢手术前准备

（三）问答题

1. 简述抗甲状腺药的分类及作用特点。

2. 比较硫脲类和大剂量碘剂的抗甲状腺作用。

3. 甲亢术前准备应用哪些药物? 其用药目的分别是什么?

（王　梅）

第二十六章　胰岛素和口服降血糖药

（一）名词解释

胰岛素抵抗

（二）填空题

1. 胰岛素口服易被_____破坏,必须_____给药,多采用_____注射,如需静脉给药应给予_____。

2. 胰岛素可增加葡萄糖的_____和_____,促进糖原_____,抑制糖原_____和_____而降低血糖。

3. 胰岛素的不良反应有_____、_____、_____、_____。

4. 磺酰脲类口服降糖药的药理作用有_____、_____、_____。

（三）选择题

【单项选择题】

1. 关于胰岛素的叙述，**错误**的是

　　A. 口服有效

　　B. 普通胰岛素为短效胰岛素，可静脉注射给药

　　C. 低精蛋白锌胰岛素为中效胰岛素

　　D. 精蛋白锌胰岛素为长效胰岛素

　　E. 长效胰岛素不能静脉给药

2. 需要用胰岛素治疗的是

　　A. 糖尿病的肥胖症患者　　　　　　B. 胰岛功能尚未全部丧失的糖尿病患者

　　C. 轻症糖尿病患者　　　　　　　　D. 糖尿病合并酮症酸中毒者

　　E. 轻中度糖尿病患者

3. 治疗 1 型糖尿病患者应选用的药物是

　　A. 胰岛素　　　　　　B. 格列齐特　　　　　　C. 氯磺丙脲

　　D. 二甲双胍　　　　　E. 格列美脲

4. **不需要**首选胰岛素治疗的糖尿病是

　　A. 合并严重感染的 2 型糖尿病　　B. 需做手术的 1 型糖尿病

　　C. 轻中度 2 型糖尿病　　　　　　D. 妊娠期糖尿病

　　E. 幼年重型糖尿病

5. 关于胰岛素产生低血糖反应的叙述，**错误**的是

　　A. 胰岛素过量导致　　　　　　　　B. 用药后未及时进食导致

　　C. 胰岛素抵抗导致　　　　　　　　D. 轻者可口服糖水

　　E. 重者可立即注射 50% 葡萄糖注射液

6. 磺酰脲类降血糖药物的主要作用机制是

　　A. 促进葡萄糖分解　　　　　　　　B. 拮抗胰高血糖素的作用

　　C. 妨碍葡萄糖的肠道吸收　　　　　D. 刺激胰岛 B 细胞释放胰岛素

　　E. 增强肌肉组织对葡萄糖的无氧酵解

7. 具有抗血小板作用的是

　　A. 苯乙双胍　　　　　B. 氯磺丙脲　　　　　　C. 格列本脲

　　D. 普通胰岛素　　　　E. 格列齐特

8. 可用于治疗尿崩症的降血糖药是

　　A. 格列吡嗪　　　　　B. 格列齐特　　　　　　C. 格列本脲

　　D. 阿卡波糖　　　　　E. 氯磺丙脲

9. 容易造成乳酸性酸中毒的降糖药是

　　A. 胰岛素　　　　　　B. 氯磺丙脲　　　　　　C. 甲苯磺丁脲

　　D. 格列本脲　　　　　E. 二甲双胍

10. 对饮食控制无效的肥胖型糖尿病患者，宜选用的药物是

　　A. 胰岛素　　　　　　B. 二甲双胍　　　　　　C. 格列喹酮

　　D. 氯磺丙脲　　　　　E. 格列本脲

11. 阿卡波糖降血糖的机制是

    A. 促进组织摄取葡萄糖

    B. 刺激胰岛 B 细胞释放胰岛素

    C. 抑制 α- 葡萄糖苷酶,延缓小肠葡萄糖的吸收

    D. 抑制胰高血糖素的分泌

    E. 促进葡萄糖的排泄

12. 尤其适用于伴有胰岛素抵抗的 2 型糖尿病的药物是

    A. 胰岛素   B. 格列齐特   C. 苯乙双胍

    D. 阿卡波糖   E. 罗格列酮

13. 胰岛素的不良反应**不包括**

    A. 低血糖反应   B. 过敏反应   C. 胰岛素抵抗

    D. 局部反应   E. 胃肠道反应

【多项选择题】

1. 关于胰岛素药理作用的叙述,正确的是

    A. 降低血糖   B. 抑制蛋白质合成   C. 降低血酮体

    D. 抑制钾离子内流   E. 促进脂肪合成

2. 胰岛素常见的不良反应是

    A. 低血糖反应   B. 皮下脂肪萎缩   C. 过敏反应

    D. 胰岛素抵抗   E. 粒细胞减少

3. 能促进胰岛 B 细胞释放胰岛素的药物是

    A. 格列本脲   B. 二甲双胍   C. 阿卡波糖

    D. 罗格列酮   E. 瑞格列奈

4. 磺酰脲类降血糖药的特点是

    A. 促进胰岛素释放

    B. 只对胰岛功能尚存的患者有效

    C. 对胰岛功能完全丧失的糖尿病患者也有效

    D. 在小肠延缓葡萄糖的吸收

    E. 新型磺酰脲类药物能降低血小板黏附力

（四）问答题

1. 简述胰岛素的临床应用和不良反应。

2. 简述二甲双胍的作用机制和临床应用。

（王志亮）

第二十七章　性激素类药和避孕药

（一）填空题

1. 氯米芬是常用的雌激素_____药。

2. 黄体酮能_____子宫对缩宫素的敏感性,抑制子宫的收缩,从而产生保胎作用,用于_____而致的先兆流产。

3. 雄激素能明显促进_____合成,称为_____作用。

4. 短效口服避孕药由_____和_____配伍而成,主要抑制_____。

（二）选择题

【单项选择题】

1. 雌激素的适应证**不包括**

    A. 绝经期综合征   B. 闭经   C. 功能性子宫出血

    D. 前列腺癌   E. 先兆流产

2. 具有雌激素拮抗作用的药物是

    A. 雌二醇   B. 苯丙酸诺龙   C. 米非司酮

    D. 氯米芬   E. 左炔诺孕酮

3. 关于孕激素的作用的叙述，**错误**的是

    A. 使子宫内膜由增生期变为分泌期   B. 降低子宫对缩宫素的敏感性

    C. 促进乳腺腺泡发育   D. 促进女性生殖器官的发育

    E. 大剂量抑制卵巢排卵

4. 能促进乳腺腺泡发育的是

    A. 苯丙酸诺龙   B. 黄体酮   C. 炔雌醇

    D. 甲基睾丸素   E. 己烯雌酚

5. 可用于骨折后营养不良的是

    A. 己烯雌酚   B. 炔诺酮   C. 苯丙酸诺龙

    D. 泼尼松龙   E. 去氧皮质酮

6. 关于雄激素的作用的叙述，**错误**的是

    A. 能促进男性器官发育   B. 抗雌激素作用   C. 排钠利尿作用

    D. 刺激骨髓造血功能   E. 同化作用

7. 短效口服避孕药的成分是

    A. 雌激素+孕激素   B. 雌激素+雄激素   C. 孕激素+雄激素

    D. 大剂量雌激素   E. 大剂量孕激素

8. 可用于紧急避孕的是

    A. 黄体酮   B. 甲睾酮   C. 氯米芬

    D. 雌二醇   E. 左炔诺孕酮

9. 治疗功能性子宫出血的药物**错误**的是

    A. 雌二醇   B. 黄体酮   C. 甲睾酮

    D. 炔雌醚   E. 米非司酮

10. 关于口服避孕药不良反应的叙述，**错误**的是

    A. 子宫不规则出血   B. 类早孕反应   C. 凝血功能降低

    D. 闭经   E. 哺乳期妇女乳汁减少

【多项选择题】

1. 雌二醇的临床应用是

    A. 闭经   B. 催乳   C. 绝经期综合征

    D. 晚期乳腺癌   E. 痤疮

2. 女用口服避孕药的避孕作用机制是

    A. 抑制排卵   B. 使宫颈黏液黏稠度增加，不利于精子穿透

    C. 干扰孕卵着床   D. 减少精子生成

    E. 杀灭精子

（三）问答题

简述雌激素和孕激素的临床应用。

（王志亮）

第二十八章　作用于子宫药物

（一）填空题

1. 缩宫素对子宫的作用特点是小剂量引起子宫平滑肌_____收缩，大剂量引起子宫平滑肌_____收缩。

2. 缩宫素的临床应用有_____、_____和_____。

3. 利托君能选择性兴奋子宫平滑肌的_____受体，抑制子宫平滑肌收缩，用于防治早产。

（二）选择题

【单项选择题】

1. 关于缩宫素的叙述，正确的是
   A. 能够直接兴奋子宫平滑肌
   B. 孕激素能提高子宫平滑肌对缩宫素的敏感性
   C. 小剂量引起子宫体及子宫颈强烈收缩
   D. 收缩血管升高血压
   E. 口服与注射均有效

2. 关于缩宫素的叙述，**错误**的是
   A. 小剂量引起子宫底部肌肉收缩、子宫颈松弛
   B. 大剂量引起子宫肌节律性收缩
   C. 雌激素提高子宫肌对缩宫素的敏感性
   D. 临产时子宫对缩宫素最敏感
   E. 有剖宫产史产妇应忌用

3. 大剂量缩宫素可导致
   A. 子宫收缩加快　　　　B. 子宫出血　　　　　C. 胎儿窒息或子宫破裂
   D. 死胎　　　　　　　　E. 产妇休克

4. 麦角新碱**不宜**用于催产和引产是因为
   A. 抑制呼吸　　　　　　　　　　　B. 易导致血压下降
   C. 对宫体和宫颈的作用无显著性差异　D. 对宫体的兴奋作用大于宫颈
   E. 对子宫平滑肌无作用

5. 具有抗早孕作用的药物是
   A. 缩宫素　　　　　　　B. 麦角新碱　　　　　C. 麦角胺
   D. 米非司酮　　　　　　E. 硫酸镁

6. 能使子宫产生节律性收缩，用于催产、引产的药物是
   A. 缩宫素　　　　　　　B. 麦角新碱　　　　　C. 麦角胺
   D. 垂体后叶素　　　　　E. 麦角毒素

7. 缩宫素用于催产时宜采用
   A. 皮下注射　　　　　　B. 肌内注射　　　　　C. 静脉注射
   D. 静脉滴注　　　　　　E. 宫腔内注射

8. 可用于治疗偏头痛的药物是
　　A. 缩宫素　　　　　　B. 米非司酮　　　　　　C. 利托君
　　D. 麦角新碱　　　　　E. 麦角胺

【多项选择题】

1. 可用于引产的药物包括
　　A. 缩宫素　　　　　　B. 麦角新碱　　　　　　C. 麦角胺
　　D. 米非司酮　　　　　E. 地诺前列酮

2. 应用缩宫素应特别注意
　　A. 适应证　　　　　　B. 禁忌证　　　　　　　C. 给药剂量
　　D. 给药速度　　　　　E. 宫缩和胎儿情况

（三）问答题

简述缩宫素用于催产时的护理注意事项。

（张晓红）

第二十九章　抗 过 敏 药

（一）填空题

1. H₁ 受体阻断药的药理作用主要有＿＿＿＿＿、＿＿＿＿＿、＿＿＿＿＿，临床应用主要是＿＿＿＿＿、＿＿＿＿＿＿、＿＿＿＿＿。

2. H₁ 受体阻断药第二代与第一代药理作用的主要区别是＿＿＿＿＿＿、＿＿＿＿＿作用不明显。

（二）选择题

【单项选择题】

1. 下列药物中,中枢抑制作用最强的是
　　A. 西替利嗪　　　　　B. 扎鲁司特　　　　　　C. 氯雷他定
　　D. 苯海拉明　　　　　E. 咪唑斯汀

2. H₁ 受体阻断药最主要的临床应用是
　　A. 过敏性休克　　　　B. 支气管哮喘　　　　　C. 皮肤黏膜过敏性疾病
　　D. 血管神经性水肿　　E. 肾小球肾炎

3. 防治晕动病可选用
　　A. 氯雷他定　　　　　B. 雷尼替丁　　　　　　C. 特非那定
　　D. 苯海拉明　　　　　E. 西咪替丁

4. 驾驶员或高空作业者**不宜**使用的药物是
　　A. 阿司咪唑　　　　　B. 苯海拉明　　　　　　C. 氯雷他定
　　D. 西咪替丁　　　　　E. 葡萄糖酸钙

5. 下列药物中,具有抗胆碱作用的药物是
　　A. 阿司咪唑　　　　　B. 氯雷他定　　　　　　C. 特非那定
　　D. 西替利嗪　　　　　E. 异丙嗪

6. H₁ 受体阻断药对下列疾病**无效**的是
　　A. 过敏性鼻炎　　　　B. 晕动症　　　　　　　C. 过敏性休克
　　D. 荨麻疹　　　　　　E. 过敏性结膜炎

7. 下列**不属于** H_1 受体阻断药的是
　　A. 雷尼替丁　　　　　　 B. 阿司咪唑　　　　　 C. 氯苯那敏
　　D. 西替利嗪　　　　　　 E. 异丙嗪

8. 苯海拉明的抗过敏作用机制是
　　A. 抑制组胺释放　　　　　　　　 B. 抑制组胺合成
　　C. 加速组胺代谢　　　　　　　　 D. 阻断 H_1 受体,降低毛细血管通透性
　　E. 阻断 H_1 受体,抑制胃酸分泌

9. 第一代 H_1 受体阻断药最常见的不良反应是
　　A. 嗜睡,乏力　　　　　　 B. 兴奋,烦躁　　　　　 C. 恶心,呕吐
　　D. 心律失常　　　　　　　 E. 贫血

10. 可引起心律失常的抗组胺药是
　　A. 异丙嗪　　　　　　　　 B. 西替利嗪　　　　　 C. 阿司咪唑
　　D. 苯海拉明　　　　　　　 E. 氯苯那敏

【多项选择题】

1. H_1 受体阻断药的作用有
　　A. 抗过敏作用　　　　　　 B. 抗胆碱作用　　　　　 C. 奎尼丁样作用
　　D. 局部麻醉作用　　　　　 E. 抗免疫作用

2. 具有抗过敏作用的药物包括
　　A. 酮替芬　　　　　　　　 B. 异丙嗪　　　　　　　 C. 阿司咪唑
　　D. 扎鲁司特　　　　　　　 E. 葡萄糖酸钙

（三）问答题

简述 H_1 受体阻断药的作用、临床应用、不良反应和注意事项。

（王知平）

第三十章　作用于血液和造血器官药物

（一）填空题

1. 小细胞低色素性贫血用＿＿＿＿治疗,巨幼细胞贫血用＿＿＿＿治疗,与＿＿＿＿合用效果更好。

2. 长期口服广谱抗菌药引起的出血选用＿＿＿＿治疗,内因子缺乏引起的贫血应选用＿＿＿＿治疗。

3. 肝素过量引起的自发性出血用＿＿＿＿对抗,尿激酶过量引起的自发性出血用＿＿＿＿对抗,华法林过量引起的自发性出血用＿＿＿＿对抗。

4. 只用于体内的抗凝血药有＿＿＿＿等,常用于体内外抗凝血药有＿＿＿＿。

5. 右旋糖酐的药理作用有＿＿＿＿、＿＿＿＿、＿＿＿＿、＿＿＿＿。

（二）选择题

【单项选择题】

1. 叶酸的最佳适应证是
　　A. 恶性贫血　　　　　　　 B. 缺铁性贫血　　　　　 C. 防治甲氨蝶呤毒性
　　D. 巨幼细胞贫血　　　　　 E. 再生障碍性贫血

2. 治疗恶性贫血宜采用
    A. 口服叶酸　　　　　　　　　　B. 肌内注射甲酰四氢叶酸
    C. 肌内注射维生素 B_{12}　　　　　D. 口服维生素 B_{12}
    E. 口服维生素 A+ 维生素 D

3. 有利于口服铁剂吸收的维生素是
    A. 维生素 B_2　　　　B. 维生素 B_{12}　　　　C. 维生素 C
    D. 维生素 A　　　　　E. 维生素 K

4. 关于口服铁剂治疗缺铁性贫血的叙述，**错误**的是
    A. 饭后服药可减少胃肠道反应　　　B. 与维生素 C 同用可增强效果
    C. 服药后常出现大便发黑　　　　　D. 血象恢复正常后可马上停药
    E. 服药 2h 内禁止饮浓茶

5. 治疗新生儿出血应选用
    A. 维生素 K　　　　　B. 氨甲苯酸　　　　　C. 酚磺乙胺
    D. 垂体后叶素　　　　E. 凝血酶

6. 治疗华法林过量引起的出血应选用
    A. 酚磺乙胺　　　　　B. 氨甲苯酸　　　　　C. 凝血酶
    D. 鱼精蛋白　　　　　E. 维生素 K

7. 肝素体内抗凝最常用的给药途径为
    A. 舌下含服　　　　　B. 口服　　　　　　　C. 经皮给药
    D. 皮下注射　　　　　E. 静脉注射

8. 口服用于防止静脉血栓的药是
    A. 肝素　　　　　　　B. 华法林　　　　　　C. 链激敏
    D. 尿激酶　　　　　　E. 枸橼酸钠

9. 治疗急性肺栓塞最好选用
    A. 肝素　　　　　　　B. 华法林　　　　　　C. 双嘧达莫
    D. 尿激酶　　　　　　E. 枸橼酸钠

10. 输血时在血液中加入可防止血液凝固的药物是
    A. 维生素 K　　　　　B. 华法林　　　　　　C. 鱼精蛋白
    D. 尿激酶　　　　　　E. 枸橼酸钠

11. 治疗纤维蛋白溶解亢进引起的出血应选用
    A. 维生素　　　　　　B. 鱼精蛋白　　　　　C. 右旋糖酐
    D. 氨甲苯酸　　　　　E. 链激酶

12. 体内外均具有抗凝作用的药物是
    A. 肝素　　　　　　　B. 华法林　　　　　　C. 鱼精蛋白
    D. 尿激酶　　　　　　E. 枸橼酸钠

13. 氨甲苯酸的作用机制是
    A. 激活纤溶酶原　　　B. 促进血小板的聚集　C. 抑制纤溶酶原激活因子
    D. 促使毛细血管收缩　E. 促进凝血酶原合成

14. 肝素最常见的不良反应是
    A. 过敏反应　　　　　B. 消化性溃疡　　　　C. 血压升高

D. 自发性出血　　　　　　E. 血小板减少

15. DIC 早期最常用的抗凝药是

　　A. 肝素　　　　　　　　B. 华法林　　　　　　　C. 阿司匹林

　　D. 低分子肝素钙　　　　E. 枸橼酸钠

16. 静脉注射肝素时**错误**的操作是

　　A. 针头拔出后应按压片刻　　　　B. 告知患者用软毛牙刷刷牙

　　C. 给药期间避免肌内注射其他药物　　D. 注射部位热敷

　　E. 严密观察患者血压、脉搏、呼吸等情况

17. 李某,男,55 岁。因突发心前区压榨样疼痛入院,诊断为急性心肌梗死,给予强心、利尿、扩血管及其他相关治疗,并每 3h 静脉注射肝素钠 1 000U,用药过程中发现患者出现口腔、皮肤黏膜多处出血点。此时应采取的措施是

　　A. 减少肝素用量　　　　　　　　B. 加大肝素用量

　　C. 停用肝素,注射维生素 K　　　D. 停用肝素,注射鱼精蛋白

　　E. 停用肝素,注射氨甲苯酸

18. 杨某,女,48 岁,患缺铁性贫血。护士对其口服铁剂的指导,**错误**的是

　　A. 从小剂量开始,逐渐增加至全量　　B. 应在饭前服用以利于铁剂吸收

　　C. 与维生素 C 同服　　　　　　　　D. 不宜与牛乳、茶、钙片、咖啡同服

　　E. 服用液体铁剂时可用吸管服药

【多项选择题】

1. 关于肝素的叙述,正确的是

　　A. 体内外均有抗凝作用　　　　　B. 口服有效,注射无效

　　C. 有降血脂作用　　　　　　　　D. 过量可用鱼精蛋白解救

　　E. 对已形成的血栓有溶栓作用

2. 过量或长期应用可引起出血的药物有

　　A. 肝素　　　　　　　　B. 华法林　　　　　　　C. 维生素 K

　　D. 链激酶　　　　　　　E. 氨甲苯酸

3. 可促进铁剂吸收的因素是

　　A. 维生素 C　　　　　　B. 四环素　　　　　　　C. 抗酸药

　　D. 食物中的果糖　　　　E. 半胱氨酸

（三）问答题

1. 从护士的角度分析,肌内注射铁剂时应注意什么?

2. 简述肝素与华法林的异同点。

（张晓红）

第三十一章　作用于呼吸系统药物

（一）填空题

1. 平喘药分为_____、_____、_____三大类。

2. 可待因能抑制_____中枢,反复用药可产生_____性。

3. β_2 受体激动药可使支气管平滑肌_____,常用药有_____、_____和_____等。

4. 倍氯米松属于_____类药物,治疗支气管哮喘采用_____给药方式。

（二）选择题

【单项选择题】

1. 属于外周性镇咳药的是
   A. 乙酰半胱氨酸　　　　　B. 可待因　　　　　　C. 喷托维林
   D. 右美沙芬　　　　　　　E. 苯佐那酯

2. 上呼吸道感染引起的干咳可选用
   A. 氯化铵　　　　　　　　B. 溴己新　　　　　　C. 右美沙芬
   D. 色甘酸钠　　　　　　　E. 麻黄碱

3. 关于苯佐那酯的叙述，**错误**的是
   A. 直接抑制咳嗽中枢　　　　　　　B. 有较强的局麻作用
   C. 抑制肺牵张感受器，阻断咳嗽反射　　D. 为丁卡因的衍生物
   E. 服药时不可咬碎药丸

4. **不是**右美沙芬特点的是
   A. 直接抑制咳嗽中枢　　　　　　　B. 镇咳作用与可待因相等或略强
   C. 有镇痛作用　　　　　　　　　　D. 无依赖性
   E. 大剂量时可抑制呼吸

5. 可待因主要用于
   A. 长期慢性咳嗽　　　　　　　　　B. 伴胸痛的剧烈干咳
   C. 支气管炎伴胸痛　　　　　　　　D. 支气管哮喘伴剧烈干咳
   E. 多痰的咳嗽

6. 长期用药可产生依赖性的镇咳药是
   A. 苯佐那酯　　　　　　　B. 喷托维林　　　　　　C. 右美沙芬
   D. 可待因　　　　　　　　E. 苯丙哌林

7. 气雾吸入的平喘药**不包括**
   A. 倍氯米松　　　　　　　B. 氨茶碱　　　　　　C. 异丙肾上腺素
   D. 异丙托溴铵　　　　　　E. 沙丁胺醇

8. 氨茶碱**不用于**治疗
   A. 慢性阻塞性肺病　　　　B. 心绞痛　　　　　　C. 支气管哮喘
   D. 心源性哮喘　　　　　　E. 哮喘持续状态

9. 既能祛痰，又能酸化尿液的药是
   A. 乙酰半胱氨酸　　　　　B. 氨溴索　　　　　　C. 喷托维林
   D. 氯化铵　　　　　　　　E. 溴己新

10. 能使黏痰中黏蛋白的二硫键断裂，黏蛋白分子裂解，痰液黏稠度降低的药物是
    A. 乙酰半胱氨酸　　　　　B. 溴己新　　　　　　C. 氯化铵
    D. 右美沙芬　　　　　　　E. 氨溴索

11. 常用的痰液稀释药是
    A. 氯化铵　　　　　　　　B. 溴己新　　　　　　C. 乙酰半胱氨酸
    D. 右美沙芬　　　　　　　E. 氨溴索

12. 大量黏痰阻塞气道引起呼吸困难、窒息等危急情况时宜选用
    A. 氯化铵口服　　　　　　B. 溴己新口服　　　　C. 氯化铵气雾吸入

D. 氨溴索口服　　　　　　E. 乙酰半胱氨酸气管滴入

13. 既可平喘,又可强心利尿的药物是

    A. 肾上腺素　　　　　　B. 异丙肾上腺素　　　　C. 氨茶碱

    D. 去甲肾上腺素　　　　E. 吗啡

14. 选择性较高的 β_2 受体激动药是

    A. 麻黄碱　　　　　　　B. 多巴胺　　　　　　　C. 异丙肾上腺素

    D. 肾上腺素　　　　　　E. 沙丁胺醇

15. 吸入倍氯米松的主要不良反应是

    A. 血压升高　　　　　　B. 心动过速　　　　　　C. 血糖升高

    D. 代谢性碱中毒　　　　E. 鹅口疮

16. 控制哮喘急性发作常选用

    A. 沙丁胺醇　　　　　　B. 异丙托溴铵　　　　　C. 酮替酚

    D. 氨溴索　　　　　　　E. 奈多罗米钠

17. **不适用**于治疗支气管哮喘急性发作的药是

    A. 肾上腺素　　　　　　B. 沙丁胺醇　　　　　　C. 氨茶碱

    D. 色甘酸钠　　　　　　E. 异丙肾上腺素

18. 通过稳定肥大细胞膜,减少过敏介质释放而平喘的药是

    A. 沙丁胺醇　　　　　　B. 倍氯米松　　　　　　C. 异丙托溴铵

    D. 氨茶碱　　　　　　　E. 色甘酸钠

【多项选择题】

1. 黏痰溶解药包括

    A. 乙酰半胱氨酸　　　　B. 氯化铵　　　　　　　C. 溴己新

    D. 苯佐那酯　　　　　　E. 特布他林

2. 能选择性兴奋 β_2 受体的平喘药有

    A. 沙丁胺醇　　　　　　B. 克仑特罗　　　　　　C. 肾上腺素

    D. 特布他林　　　　　　E. 异丙肾上腺素

3. 可用于支气管哮喘急性发作的药是

    A. 沙丁胺醇　　　　　　B. 氨茶碱　　　　　　　C. 色甘酸钠

    D. 倍氯米松　　　　　　E. 麻黄碱

(三)问答题

1. 平喘药物分哪几类? 各列举至少一种代表药物。

2. 简述氨茶碱主要药理作用及临床应用。

3. 简述常用镇咳药的分类及其作用机制。

(郭　鹭)

第三十二章　作用于消化系统药物

(一)填空题

1. 下列各药的作用机制是雷尼替丁_____;哌仑西平_____;丙谷胺_____;奥美拉唑_____。

2. 抗幽门螺杆菌的药有_____、_____、_____、_____等。

3. 硫酸镁口服产生_____和_____作用；注射有_____和_____作用；外用有_____作用。

4. 乳酶生是_____制剂，在肠道内能分解_____产生_____，常用于治疗_____，此药不宜与_____及_____合用，以免影响疗效。

（二）选择题

【单项选择题】

1. 有收敛、止血及溃疡面保护作用的抗酸药是
   A. 氢氧化铝　　　　　B. 氧化镁　　　　　C. 碳酸氢钠
   D. 三硅酸镁　　　　　E. 碳酸钙

2. 关于氢氧化铝的叙述，正确的是
   A. 中和胃酸作用强而迅速　　　B. 口服易吸收
   C. 不影响排便　　　　　　　　D. 能产生 CO_2
   E. 对溃疡面有保护作用

3. 阻断 H_2 受体，抑制胃酸分泌，促进溃疡愈合的药物是
   A. 法莫替丁　　　　　B. 哌仑西平　　　　　C. 氢氧化铝
   D. 丙谷胺　　　　　　E. 奥美拉唑

4. 雷尼替丁最适用于治疗
   A. 过敏性支气管哮喘　　B. 荨麻疹　　　　　C. 慢性胃炎
   D. 胃、十二指肠溃疡　　E. 过敏性皮炎

5. 能选择性阻断 M_1 受体抑制胃酸分泌的药物是
   A. 阿托品　　　　　　B. 哌仑西平　　　　　C. 奥美拉唑
   D. 东莨菪碱　　　　　E. 雷尼替丁

6. 竞争性阻断促胃泌素受体，减少胃酸分泌的药物是
   A. 西咪替丁　　　　　B. 奥美拉唑　　　　　C. 丙谷胺
   D. 昂丹司琼　　　　　E. 哌仑西平

7. 无止吐作用的药物是
   A. 东莨菪碱　　　　　B. 苯海拉明　　　　　C. 多潘立酮
   D. 奥美拉唑　　　　　E. 异丙嗪

8. 阻断胃壁细胞质子泵的抗消化性溃疡药是
   A. 雷尼替丁　　　　　B. 哌仑西平　　　　　C. 奥美拉唑
   D. 丙谷胺　　　　　　E. 枸橼酸铋钾

9. 属于胃黏膜保护药的是
   A. 哌仑西平　　　　　B. 法莫替丁　　　　　C. 奥美拉唑
   D. 硫糖铝　　　　　　E. 氢氧化镁

10. **不能**与抗酸药、H_2 受体阻断药同时用的药物是
    A. 氢氧化铝　　　　　B. 哌仑西平　　　　　C. 奥美拉唑
    D. 丙谷胺　　　　　　E. 硫糖铝

11. 关于硫糖铝的叙述，**错误**的是
    A. 在胃酸作用下，可形成不溶性胶状物
    B. 直接与胃蛋白酶结合并抑制其活性

　　C. 抑制胃黏液和碳酸氢盐的分泌

　　D. 用于消化性溃疡

　　E. 预防上消化道出血

12. 具有增强胃黏膜屏障能力和抗幽门螺杆菌作用的药物是

　　A. 哌仑西平　　　　　　B. 法莫替丁　　　　　　C. 奥美拉唑

　　D. 丙谷胺　　　　　　　E. 枸橼酸铋钾

13. 服药期间可使舌苔、粪便黑染的药物是

　　A. 奥美拉唑　　　　　　B. 枸橼酸铋钾　　　　　C. 雷尼替丁

　　D. 氢氧化镁　　　　　　E. 哌仑西平

14. 具有止吐作用的药物是

　　A. 哌仑西平　　　　　　B. 氢氧化铝　　　　　　C. 甲氧氯普胺

　　D. 丙谷胺　　　　　　　E. 西咪替丁

15. 多潘立酮发挥胃动力作用的机制是

　　A. 阻断中枢多巴胺受体　B. 阻断外周多巴胺受体　C. 激动中枢多巴胺受体

　　D. 激动外周多巴胺受体　E. 激动外周 M 受体

16. 能选择性地阻断中枢及外周的 5-HT$_3$ 受体,具有抑制呕吐作用的药物是

　　A. 昂丹司琼　　　　　　B. 乳酶生　　　　　　　C. 多潘立酮

　　D. 甲氧氯普胺　　　　　E. 地芬诺酯

【多项选择题】

1. 抑制胃酸分泌的药物包括

　　A. 硫糖铝　　　　　　　B. 哌仑西平　　　　　　C. 奥美拉唑

　　D. 丙谷胺　　　　　　　E. 法莫替丁

2. 具有镇吐作用的药物包括

　　A. 昂丹司琼　　　　　　B. 丙谷胺　　　　　　　C. 甲氧氯普胺

　　D. 多潘立酮　　　　　　E. 西沙必利

3. 硫酸镁口服给药可产生的作用是

　　A. 导泻　　　　　　　　B. 利胆　　　　　　　　C. 抗惊

　　D. 降压　　　　　　　　E. 消炎止痛

(三) 问答题

1. 简述抗消化性溃疡药物的分类、作用机制和代表药物。

2. 能否将胰酶肠溶片掰开或嚼碎口服? 为什么?

(谢　田)

第三十三章　抗菌药物概述

(一) 名词解释

1. 化学治疗

2. 抗菌后效应(PAE)

3. 抗生素

4. 抗菌谱

5. 耐药性

（二）填空题

1. 化学治疗药包括_____、_____、_____三类。

2. 抗菌活性常用_____和_____表示。

3. 抗菌药物的作用机制包括_____、_____、_____、_____、_____。

（三）选择题

【单项选择题】

1. 评价化疗药物安全性的重要参数是

  A. 抗菌活性　　　　　　　　B. 抗菌谱　　　　　　　　C. 化疗指数

  D. 抗菌后效应　　　　　　　E. 耐药性

2. 有关药物、机体、病原体三者之间关系的叙述，**错误**的是

  A. 药物对病原体有抑制或杀灭作用　　　B. 机体对药物有耐药性

  C. 机体对病原体有抵抗能力　　　　　　D. 药物对机体有防治作用和不良反应

  E. 病原体对药物有耐药性

3. 关于化学治疗药物最正确的概念是

  A. 治疗各种疾病的化学药物

  B. 治疗恶性肿瘤的化学药物

  C. 人工合成的化学药物

  D. 防治病原微生物引起感染的化学药物

  E. 防治病原微生物感染、寄生虫病和恶性肿瘤的药物

4. 化疗指数是指化疗药物的

  A. LD_{90}/ED_{10}　　　　　　　B. ED_{90}/LD_{10}　　　　　　　C. LD_{50}/ED_{50}

  D. ED_{50}/LD_{50}　　　　　　　E. ED_{90}/LD_{5}

5. 影响细菌细胞膜通透性的抗菌药物是

  A. 青霉素类　　　　　　　　B. 头孢菌素类　　　　　　　C. 大环内酯类

  D. 多黏菌素类　　　　　　　E. 氨基糖苷类

6. 能被细菌产生的β- 内酰胺酶破坏的抗菌药物是

  A. 氨基糖苷类　　　　　　　B. 大环内酯类　　　　　　　C. 青霉素类

  D. 磺胺类　　　　　　　　　E. 利福霉素类

7. 抑制细菌细胞壁合成的抗生素是

  A. 头孢菌素类　　　　　　　B. 氨基糖苷类　　　　　　　C. 两性霉素 B

  D. 多黏菌素类　　　　　　　E. 四环素类

8. 影响细菌核酸代谢的抗菌药物是

  A. 青霉素类　　　　　　　　B. 多黏菌素类　　　　　　　C. 大环内酯类

  D. 四环素类　　　　　　　　E. 喹诺酮类

9. 细菌可通过改变代谢途径产生耐药性的抗菌药物是

  A. 喹诺酮类　　　　　　　　B. 氨基糖苷类　　　　　　　C. 青霉素类

  D. 磺胺类　　　　　　　　　E. 头孢菌素类

10. 关于抗菌活性的叙述，**错误**的是

  A. 指抗菌药物的抗菌范围　　　　　　　B. 抗菌活性通常用 MIC 和 MBC 表示

C. 指抗菌药物的抗菌力　　　　　　　　D. MIC 指抗菌药物的抑菌力

E. MBC 指抗菌药物的杀菌力

【多项选择题】

1. 通过影响细菌核酸代谢而发挥抗菌作用的药物有

A. 喹诺酮类　　　　　　B. 磺胺类　　　　　　C. 甲氧苄啶

D. 利福平　　　　　　　E. 多黏菌素类

2. 细菌产生耐药性的机制包括

A. 产生灭活酶　　　　　　　　　B. 降低细菌细胞膜通透性

C. 细菌改变周围环境的 pH　　　　D. 细菌改变药物作用的靶位

E. 细菌改变自身代谢途径

（四）问答题

1. 简述抗菌药物的作用机制。

2. 细菌对抗菌药物产生耐药性的机制有哪些？

（王知平）

第三十四章　β- 内酰胺类抗生素

（一）填空题

1. β- 内酰胺类抗生素分为＿＿＿＿、＿＿＿＿、＿＿＿＿、＿＿＿＿、＿＿＿＿、＿＿＿＿六类。

2. β- 内酰胺类药物的作用机制是抑制细菌细胞壁上＿＿＿＿的生物合成,造成细胞壁＿＿＿＿,水分不断渗入,导致菌体膨胀、破裂而死亡,故 β- 内酰胺类属于＿＿＿＿。

3. 青霉素的抗菌谱是＿＿＿＿、＿＿＿＿、＿＿＿＿和＿＿＿＿。

4. 青霉素引起过敏性休克首选＿＿＿＿抢救。

5. 青霉素 G 水溶液不稳定,需临用前配制,久置可致成分＿＿＿＿。

6. 第三代头孢菌素类包括＿＿＿＿、＿＿＿＿、＿＿＿＿、＿＿＿＿、＿＿＿＿等。

（二）选择题

【单项选择题】

1. 关于青霉素 G 的叙述,正确的是

A. 水溶液性质十分稳定　　　　　　B. 有过敏反应,甚至引起过敏性休克

C. 口服不能被胃酸破坏　　　　　　D. 半衰期为 4~6h

E. 对青霉素酶稳定

2. 对青霉素不敏感的病原体是

A. 脑膜炎奈瑟菌　　　　B. 螺旋体　　　　　　C. 流感嗜血杆菌

D. 放线菌　　　　　　　E. 白喉棒状杆菌

3. β- 内酰胺类抗生素的抗菌机制是

A. 抑制菌体细胞壁合成　　　　　　B. 影响细胞膜的通透性

C. 抑制细菌核酸合成　　　　　　　D. 抑制菌体蛋白质合成

E. 影响菌体叶酸代谢

4. 青霉素类药物中,对铜绿假单胞菌有作用的是

A. 阿莫西林　　　　　　B. 苯唑西林　　　　　C. 青霉素 G

D. 羧苄西林　　　　　　E. 氨苄西林

5. 对铜绿假单胞菌感染,下列药物中**无效**的是

   A. 头孢氨苄　　　　　　B. 头孢哌酮　　　　　　C. 羧苄西林

   D. 头孢他定　　　　　　E. 头孢吡肟

6. 治疗中耳炎、丹毒、猩红热、蜂窝组织炎等疾病首选药是

   A. 头孢克洛　　　　　　B. 头孢唑啉　　　　　　C. 青霉素 G

   D. 氨苄西林　　　　　　E. 哌拉西林

7. 抢救青霉素过敏性休克应首选

   A. 肾上腺皮质激素　　　B. 去甲肾上腺素　　　　C. 地塞米松

   D. 肾上腺素　　　　　　E. 多巴胺

8. 下列疾病中,首选青霉素 G 治疗的是

   A. 耐甲氧西林金黄色葡萄球菌引起的皮肤感染

   B. 大肠埃希菌引起的腹腔感染

   C. 溶血性链球菌引起的化脓性扁桃体炎

   D. 菌痢

   E. 铜绿假单胞菌引起的肺炎

9. 关于第一代头孢菌素类的叙述,**错误**的是

   A. 对革兰氏阳性菌的作用强　　　　B. 对革兰氏阴性菌也有很强的作用

   C. 肾毒性较第二代、第三代强　　　D. 对青霉素酶稳定

   E. 主要用于耐药金黄色葡萄球菌等感染

10. 下列属于碳青霉烯类抗生素的是

    A. 米诺环素　　　　　　B. 头孢米诺　　　　　　C. 美洛西林

    D. 哌拉西林　　　　　　E. 美罗培南

11. 关于头霉素类药物的叙述,正确的是

    A. 化学结构与头孢菌素类相类似　　B. β- 内酰胺酶的稳定性较头孢菌素类低

    C. 抗菌谱与第四代头孢菌素相似　　D. 没有抗厌氧菌作用

    E. 皮疹的不良反应罕见

12. 为 β- 内酰胺酶抑制剂,可与 β- 内酰胺类抗生素构成复方增强疗效的是

    A. 西司他丁　　　　　　B. 亚胺培南　　　　　　C. 氨苄西林

    D. 舒巴坦　　　　　　　E. 头孢呋辛

【多项选择题】

1. 关于头孢菌素类的叙述,正确的是

   A. 第一代头孢菌素对 G^+ 细菌作用较二、三代强

   B. 第三代头孢菌素几乎没有肾毒性

   C. 口服一代头孢菌素可用于呼吸道感染

   D. 第二代头孢菌素对各种 β- 内酰胺酶均不稳定

   E. 第四代头孢菌素抗铜绿假单胞菌作用较强

2. 能抗铜绿假单胞菌的 β- 内酰胺类药物是

   A. 氨苄西林　　　　　　B. 阿莫西林　　　　　　C. 哌拉西林

   D. 头孢哌酮　　　　　　E. 头孢氨苄

（三）问答题

1. 简述第一代头孢菌素的特点。

2. 简述青霉素类药物过敏反应的防治。

（褚燕琦）

第三十五章 大环内酯类、林可霉素类、多肽类及多磷类抗生素

（一）填空题

1. 为避免红霉素被胃酸破坏,常将其制成_____或_____。

2. 红霉素刺激性较大,为减轻红霉素所致的胃肠道反应,应在_____服;为减轻静脉给药引起局部疼痛或血栓性静脉炎,应稀释后_____。

3. 半合成大环内酯类药物包括_____、_____、_____、_____等。

4. 林可霉素类的抗菌机制是_____,临床主要用于治疗金黄色葡萄球菌引起的_____。

5. 万古霉素类对_____有强大杀菌作用,其抗菌机制是_____,临床主要用于治疗_____引起的严重感染。

6. 多黏菌素类对多数_____有强大杀灭作用,属_____谱杀菌药。主要不良反应为_____损害和_____毒性。

（二）选择题

【单项选择题】

1. 红霉素的抗菌机制是
   A. 抑制菌体细胞壁合成　　　　　　B. 抑制菌体蛋白质合成
   C. 影响细胞膜通透性　　　　　　　D. 抑制叶酸代谢
   E. 抑制菌体核酸合成

2. 对红霉素不敏感的细菌是
   A. 百日咳鲍特菌　　　　B. 流感嗜血杆菌　　　　C. 支原体
   D. 铜绿假单胞菌　　　　E. 白喉棒状杆菌

3. 关于红霉素的叙述,**错误**的是
   A. 对革兰氏阳性菌作用强　　　　　B. 易产生耐药性
   C. 可用于耐药金葡菌感染　　　　　D. 易被胃酸破坏
   E. 不能用于对青霉素过敏者

4. **不能**用红霉素治疗的疾病是
   A. 耐药金葡菌感染　　　B. 百日咳　　　　　　C. 军团菌病
   D. 结核病　　　　　　　E. 支原体肺炎

5. 关于大环内酯类抗生素的叙述,**错误**的是
   A. 作用机制为抑制菌体蛋白质合成　　B. 属抑菌剂
   C. 为广谱抗生素　　　　　　　　　　D. 乙酰螺旋霉素抗菌谱与红霉素相似
   E. 本类抗生素之间有部分交叉耐药性

6. 下列**不属于**大环内酯类的药物是
   A. 红霉素　　　　　　　B. 罗红霉素　　　　　C. 万古霉素
   D. 阿奇霉素　　　　　　E. 克拉霉素

7. 下列可选红霉素作为首选药的病原体是
    A. 大肠埃希菌　　　　　B. 流感嗜血杆菌　　　　　C. 军团菌
    D. 变形杆菌　　　　　　E. 结核分枝杆菌

8. 治疗支原体肺炎首选药是
    A. 红霉素　　　　　　　B. 青霉素 G　　　　　　　C. 阿莫西林
    D. 头孢哌酮　　　　　　E. 多黏菌素 E

9. 对青霉素 G 过敏的革兰氏阳性菌感染患者可选用
    A. 罗红霉素　　　　　　B. 氨苄西林　　　　　　　C. 羧苄西林
    D. 阿莫西林　　　　　　E. 苯唑西林

10. 治疗克林霉素引起的假膜性肠炎应选用
    A. 林可霉素　　　　　　B. 氯霉素　　　　　　　　C. 万古霉素
    D. 氨苄西林　　　　　　E. 羧苄西林

11. 治疗金黄色葡萄球菌所致的急、慢性骨髓炎首选
    A. 红霉素　　　　　　　B. 罗红霉素　　　　　　　C. 万古霉素
    D. 克林霉素　　　　　　E. 青霉素 G

12. 万古霉素类的抗菌机制是
    A. 抑制菌体细胞壁合成　　　　　　B. 抑制菌体蛋白质合成
    C. 影响细胞膜通透性　　　　　　　D. 抑制叶酸代谢
    E. 抑制菌体核酸合成

13. 林可霉素的抗菌机制是
    A. 抑制菌体细胞壁合成　　　　　　B. 抑制菌体蛋白质合成
    C. 影响细胞膜通透性　　　　　　　D. 抑制叶酸代谢
    E. 抑制菌体核酸合成

14. 关于林可霉素类的叙述,**错误**的是
    A. 克林霉素抗菌活性较林可霉素弱
    B. 可致胃肠反应
    C. 对大多数厌氧菌有效
    D. 可引起假膜性肠炎
    E. 克林霉素和林可霉素间有交叉耐药性

15. 关于万古霉素的叙述,**错误**的是
    A. 抗菌机制为抑制细菌细胞壁的合成
    B. 对革兰氏阳性菌及革兰氏阴性菌均有强大抗菌作用
    C. 对厌氧难辨梭菌有效
    D. 避免与氨基糖苷类抗生素合用,以免增加耳、肾毒性
    E. 主要用于革兰氏阳性菌引起的严重感染

16. 铜绿假单胞菌感染时可选用
    A. 阿奇霉素　　　　　　B. 氨苄西林　　　　　　　C. 万古霉素
    D. 多黏菌素 E　　　　　E. 克林霉素

17. 磷霉素的作用机制是
    A. 抑制细菌细胞壁合成　　　　　　B. 影响细菌细胞膜通透性

C. 影响细菌核酸代谢 D. 影响细菌叶酸代谢

E. 影响细菌蛋白质合成

18. 下列说法**错误**的是

A. 磷霉素抑制细菌细胞壁合成

B. 红霉素抑制菌体蛋白质合成

C. 头孢菌素类抗菌机制与青霉素 G 相似

D. 去甲万古霉素抑制细菌细胞壁合成

E. 多黏菌素 E 抑制菌体蛋白质合成

【多项选择题】

1. 属于大环内酯类抗生素的是

A. 阿奇霉素 B. 乙酰螺旋霉素 C. 林可霉素

D. 克拉霉素 E. 罗红霉素

2. 关于红霉素的叙述,正确的是

A. 抗菌谱与青霉素相似而略广 B. 属快速抑菌药

C. 可与 β- 内酰胺类合用 D. 为碱性药物,局部刺激性大

E. 细菌对红霉素不易产生耐药性

3. 克拉霉素临床主要用于治疗

A. 肺炎链球菌所致的急性中耳炎、肺炎、支气管炎

B. 铜绿假单胞菌、变形杆菌所致感染

C. 支原体肺炎

D. 幽门螺杆菌感染

E. 葡萄球菌、链球菌所致的皮肤、软组织感染

4. 关于多黏菌素类药物的叙述,正确的是

A. 对多数革兰氏阴性杆菌如铜绿假单胞菌等有强大的杀灭作用

B. 抗菌机制为影响细菌细胞膜通透性

C. 为广谱抗生素

D. 临床多局部应用

E. 毒性较大

（三）问答题

1. 简述红霉素的主要不良反应和注意事项。

2. 简述林可霉素类的抗菌作用特点及临床应用。

（严继贵）

第三十六章　氨基糖苷类抗生素

（一）填空题

1. 氨基糖苷类药物的主要不良反应为_____、_____、_____、_____等。

2. 氨基糖苷类抗生素均为有机碱,在_____环境中抗菌作用增强。口服难吸收,仅用于_____。肌内注射吸收迅速而完全,主要分布在细胞外液,在_____及_____中有高浓度聚积。

3. 阿米卡星显著的优点是对_____和_____产生的多种氨基糖苷类灭活酶稳定,不

易产生耐药性。

4. 链霉素是_____和_____的首选药。

（二）选择题

【单项选择题】

1. 碱性环境可增强其抗菌作用的抗生素是
   A. 头孢唑啉   B. 阿莫西林   C. 庆大霉素
   D. 四环素   E. 青霉素

2. 氨基糖苷类抗生素的抗菌机制是
   A. 抑制细菌 DNA 合成   B. 影响细菌叶酸代谢   C. 抑制菌体蛋白质合成
   D. 抑制细菌 RNA 合成   E. 抑制菌体细胞壁合成

3. 对铜绿假单胞菌及耐青霉素金葡菌均有效的抗生素是
   A. 庆大霉素   B. 青霉素 G   C. 红霉素
   D. 苯唑西林   E. 克林霉素

4. 关于氨基糖苷类抗生素的叙述，**错误**的是
   A. 对革兰氏阴性菌作用强大   B. 口服仅用于肠道感染和肠道术前准备
   C. 为静止期杀菌剂   D. 各药物之间无交叉耐药性
   E. 抗菌机制是抑制菌体蛋白质合成

5. 与呋塞米合用时耳毒性增强的抗生素是
   A. 青霉素 G   B. 阿莫西林   C. 林可霉素
   D. 阿奇霉素   E. 庆大霉素

6. 对青霉素产生耐药性的淋病患者宜选用
   A. 庆大霉素   B. 氨苄西林   C. 羧苄西林
   D. 大观霉素   E. 红霉素

7. 耳毒性和肾毒性在氨基糖苷类抗生素中最小的是
   A. 奈替米星   B. 链霉素   C. 庆大霉素
   D. 阿米卡星   E. 妥布霉素

8. 庆大霉素较常见的不良反应为
   A. 肾毒性   B. 二重感染   C. 过敏反应
   D. 神经肌肉麻痹   E. 抑制骨髓

9. 关于庆大霉素的叙述，**错误**的是
   A. 抗菌作用强，对革兰氏阴性杆菌作用尤其好
   B. 对耐青霉素的金葡菌感染无效
   C. 水溶液性质稳定
   D. 细菌对其耐药性形成较慢
   E. 肾损害较多见

10. 鼠疫首选药物是
    A. 庆大霉素   B. 林可霉素   C. 红霉素
    D. 链霉素   E. 卡那霉素

11. 氨基糖苷类主要消除途径是
    A. 肝代谢   B. 肠道排出   C. 肾小管分泌

D. 原形由肾小球滤过   E. 血液中酶灭活

12. 大观霉素的适应证是

     A. 大叶性肺炎   B. 淋病   C. 结核病

     D. 阿米巴痢疾   E. 细菌性痢疾

13. 氨基糖苷类抗生素中抗菌谱最广的是

     A. 链霉素   B. 阿米卡星   C. 大观霉素

     D. 庆大霉素   E. 妥布霉素

14. 对庆大霉素耐药的革兰氏阴性菌感染可选用

     A. 链霉素   B. 青霉素 V   C. 红霉素

     D. 双氯西林   E. 阿米卡星

【多项选择题】

1. 属于氨基糖苷类抗生素主要不良反应的是

     A. 肾毒性   B. 肝毒性   C. 过敏反应

     D. 耳毒性   E. 头痛头晕

2. 关于链霉素的叙述,正确的是

     A. 可引起过敏性休克,用药前应作皮试

     B. 耐药菌株较少

     C. 可用于治疗结核病

     D. 可与青霉素配伍用于治疗草绿色链球菌所致的心内膜炎

     E. 全身感染须注射给药

3. 属于氨基糖苷类抗生素的是

     A. 链霉素   B. 妥布霉素   C. 奈替米星

     D. 克拉霉素   E. 新霉素

（三）问答题

1. 简述氨基糖苷类抗生素的主要不良反应和注意事项。

2. 简述庆大霉素的抗菌谱和临床应用。

（严继贵）

第三十七章 四环素类和氯霉素类抗生素

（一）填空题

1. 四环素类药物吸收后广泛分布于各组织和体液中,可沉积于形成期的＿＿＿＿、＿＿＿＿,但不易透过血脑屏障。本类药物抗菌谱广,对革兰氏阳性菌、＿＿＿＿、＿＿＿＿、＿＿＿＿、＿＿＿＿螺旋体及放线菌均有抑制作用。

2. 氯霉素抗菌谱广,对革兰氏阳性菌和革兰氏阴性菌均有抑制作用,对后者作用较强,尤其对＿＿＿＿和＿＿＿＿作用最强。若用于新生儿、早产儿可致＿＿＿＿。

（二）选择题

【单项选择题】

1. 限制氯霉素应用的主要不良反应是

     A. 骨髓抑制   B. 胃肠道症状   C. 肝损害

     D. 肾损害   E. 过敏反应

2. 对四环素类药物不敏感的病原体是

　　A. 立克次体　　　　　　B. 衣原体　　　　　　C. 细菌

　　D. 真菌　　　　　　　　E. 支原体

3. 四环素类抗生素属于

　　A. 快速抑菌剂　　　　　B. 快速杀菌剂　　　　C. 静止期杀菌剂

　　D. 繁殖期杀菌剂　　　　E. 慢速抑菌剂

4. 氯霉素的抗菌机制是

　　A. 抑制二氢叶酸还原酶　　　　　　B. 抑制菌体细胞壁合成

　　C. 影响细胞膜的通透性　　　　　　D. 抑制 RNA 合成

　　E. 抑制细菌蛋白质合成

5. 关于氯霉素的叙述，**错误**的是

　　A. 不能透过血脑屏障　　B. 临床不常用　　　　C. 广谱抗生素

　　D. 可引起骨髓抑制　　　E. 新生儿尤其早产儿禁用

6. 立克次体感染宜首选

　　A. 阿米卡星　　　　　　B. 阿莫西林　　　　　C. 四环素

　　D. 红霉素　　　　　　　E. 妥布霉素

7. 可引起幼儿牙釉质发育不良并黄染的药物是

　　A. 红霉素　　　　　　　B. 林可霉素　　　　　C. 青霉素

　　D. 多黏菌素 E　　　　　E. 四环素

8. 多西环素属于

　　A. β- 内酰胺类　　　　　　　　　B. 四环素类的半合成品

　　C. 氨基糖苷类　　　　　　　　　D. 大环内酯类

　　E. 氯霉素类的部分合成品

9. 抗菌机制为抑制菌体蛋白质合成的抗生素**不包括**

　　A. 红霉素　　　　　　　B. 强力霉素　　　　　C. 大观霉素

　　D. 万古霉素　　　　　　E. 林可霉素

10. 易引起骨髓抑制的药物是

　　A. 四环素　　　　　　　B. 庆大霉素　　　　　C. 氯霉素

　　D. 头孢曲松　　　　　　E. 阿莫西林

【多项选择题】

1. 四环素应用时注意事项有

　　A. 不宜与牛奶、奶制品同服

　　B. 妊娠期妇女、哺乳期妇女、8 岁以下儿童禁用

　　C. 长期使用易出现二重感染

　　D. 与抗酸药同服，应至少间隔 2~3h

　　E. 应饭后服用或与食物同服

2. 氯霉素的不良反应包括

　　A. 再生障碍性贫血　　　B. 过敏性休克　　　　C. 二重感染

　　D. 灰婴综合征　　　　　E. 皮疹、药热

（三）问答题

1. 简述四环素类的不良反应和注意事项。

2. 简述氯霉素的抗菌作用特点和临床应用。

（严继贵）

第三十八章　人工合成抗菌药

（一）填空题

1. 喹诺酮类药抑制细菌_____促旋酶,从而阻碍_____复制,产生快速杀菌作用。

2. 磺胺类药物与细菌竞争并抑制_____合成酶,阻碍_____的合成,进而影响核酸和蛋白质的合成,从而抑制细菌的生长繁殖。

3. 用于治疗溃疡性结肠炎的磺胺类药物是_____。

4. 抗厌氧菌感染的首选药是_____。

（二）选择题

【单项选择题】

1. 喹诺酮类药物抗菌作用机制是

　　A. 抑制二氢叶酸还原酶　　B. 抑制二氢叶酸合成酶　　C. 改变细菌细胞膜通透性

　　D. 抑制细菌 DNA 促旋酶　　E. 阻碍细胞壁的合成

2. 磺胺类药物作用机制是

　　A. 抑制二氢叶酸合成酶　　B. 抑制二氢叶酸还原酶　　C. 抑制叶酸还原酶

　　D. 抑制一碳单位转移酶　　E. 抑制四氢叶酸还原酶

3. 甲氧苄啶作用机制是

　　A. 抑制二氢叶酸合成酶　　B. 改变细菌细胞膜通透性　　C. 破坏细菌细胞壁

　　D. 抑制菌体蛋白质合成　　E. 抑制二氢叶酸还原酶

4. 氟喹诺酮类药物中,可用于结核病治疗的是

　　A. 氧氟沙星　　　　　　　B. 吡咯酸　　　　　　　　C. 萘啶酸

　　D. 诺氟沙星　　　　　　　E. 吡哌酸

5. 通过抑制 DNA 促旋酶发挥作用的药物是

　　A. 罗红霉素　　　　　　　B. 环丙沙星　　　　　　　C. 甲硝唑

　　D. 甲氧苄啶　　　　　　　E. 磺胺嘧啶

6. 小儿禁用喹诺酮类药物的原因在于该类药物易引起

　　A. 骨、关节病变　　　　　B. 胃肠道反应　　　　　　C. 过敏反应

　　D. 肝损害　　　　　　　　E. 肾功能损害

7. 含钙、镁、锌等高价离子的食物可减少吸收的药物是

　　A. 磺胺类　　　　　　　　B. 甲氧苄啶　　　　　　　C. 喹诺酮类

　　D. 硝基呋喃类　　　　　　E. 红霉素类

8. 预防磺胺类药物所致的肾损害,应该

　　A. 与维生素 B_6 合用　　　　　　　　B. 同服维生素 C

　　C. 空腹服用　　　　　　　　　　　　D. 大量喝水或服用等量碳酸氢钠

　　E. 采用静脉滴注

9. SMZ 口服用于全身感染时需加服碳酸氢钠的原因是

   A. 增强抗菌作用

   B. 预防过敏反应

   C. 碱化尿液,预防药物在尿中析出结晶损伤肾

   D. 预防代谢性酸中毒

   E. 减轻对胃肠的刺激性

10. 抗菌谱广,单用易产生耐药性,一般不单独应用的药物是

   A. 甲硝唑　　　　　　　B. 青霉素　　　　　　　C. 环丙沙星

   D. 甲氧苄啶　　　　　　E. 红霉素

11. 关于左氧氟沙星的叙述,正确的是

   A. 抗菌活性弱

   B. 对支原体、衣原体及军团菌也有较强的杀灭作用

   C. 血药浓度低

   D. 口服不易吸收

   E. 对结核分枝杆菌无效

12. 氟喹诺酮类药物对下列病原体**无效**的是

   A. 大肠埃希菌　　　　　B. 真菌　　　　　　　　C. 肺炎链球菌

   D. 铜绿假单胞菌　　　　E. 结核分枝杆菌

13. 对肠内、外阿米巴病均有良效的药物是

   A. 红霉素　　　　　　　B. 四环素　　　　　　　C. 甲硝唑

   D. 青霉素　　　　　　　E. 甲氧苄啶

14. TMP 与磺胺药合用增强抗菌作用的原因是

   A. 增加磺胺药的吸收　　　　　　　　B. 减少磺胺药的排泄

   C. 抑制磺胺药的生物转化　　　　　　D. 减少尿中磺胺结晶析出

   E. 双重阻断细菌叶酸代谢

15. 患者,女,39 岁,近一段时间时感阴道瘙痒、分泌物增多,被诊断为阴道滴虫病,治疗效果最佳的药物是

   A. 甲硝唑　　　　　　　B. SMZ　　　　　　　　C. 阿奇霉素

   D. TMP　　　　　　　　E. 诺氟沙星

【多项选择题】

1. 关于喹诺酮类药物的叙述,正确的是

   A. 食物成分可影响其吸收

   B. 癫痫病史者慎用

   C. 对革兰氏阳性菌和革兰氏阴性菌均有杀灭作用

   D. 儿童、青少年、妊娠期妇女及哺乳期妇女禁用

   E. 有些药物会引起光敏反应,注意避免阳光和紫外线直接或间接照射

2. 关于硝基咪唑类药物用药护理的叙述,正确的是

   A. 告知患者会出现胃肠道反应,不影响继续用药

   B. 服药期间禁止饮酒

   C. 妊娠早期禁用

D. 用药期间不会出现过敏反应

E. 替硝唑的不良反应比甲硝唑多而重

3. 抗铜绿假单胞菌的外用磺胺类药物有

A. SD-Ag B. SMZ C. SIZ

D. SASP E. SML

4. 甲硝唑可用于治疗

A. 阴道滴虫 B. 阿米巴痢疾 C. 厌氧菌感染

D. 贾第鞭毛虫病 E. 支原体肺炎

（三）问答题

1. 简述喹诺酮类药物的用药护理。

2. 如何预防磺胺类药物引起的肾损害？

3. 简述 SMZ 与 TMP 配伍的药理学依据。

（范业宏）

第三十九章 抗真菌药和抗病毒药

（一）填空题

1. 目前常用的抗真菌药主要有_____、_____、_____和_____四类。

2. 治疗深部真菌感染首选_____,艾滋病患者的隐球菌性脑膜炎首选_____。

3. 治疗单纯疱疹病毒感染首选_____。

4. 齐夫多定属于_____抑制药,主要用于治疗艾滋病及重症艾滋病相关综合征。

（二）选择题

【单项选择题】

1. 局部用药可治疗阴道、皮肤和口腔念珠菌病的是

A. 制霉菌素 B. 灰黄霉素 C. 金刚烷胺

D. 聚肌胞 E. 利巴韦林

2. 用于深部真菌感染的首选药物是

A. 灰黄霉素 B. 两性霉素 B C. 制霉菌素

D. 酮康唑 E. 克霉唑

3. 易通过血脑屏障进入脑脊液的抗真菌药是

A. 制霉菌素 B. 酮康唑 C. 咪康唑

D. 两性霉素 B E. 氟康唑

4. 静脉滴注时常见寒战、高热、呕吐的药物是

A. 灰黄霉素 B. 两性霉素 B C. 制霉菌素

D. 克霉唑 E. 酮康唑

5. 治疗单纯疱疹脑炎的首选药是

A. 阿糖腺苷 B. 利巴韦林 C. 金刚烷胺

D. 碘苷 E. 阿昔洛韦

6. 下列可抗艾滋病病毒的药物是

A. 齐多夫定 B. 奥司他韦 C. 病毒唑

D. 利巴韦林 E. 干扰素

7. 抑制 HIV 蛋白酶的药物是

 A. 阿昔洛韦   B. 茚地那韦   C. 利巴韦林

 D. 齐多夫定   E. 阿糖腺苷

8. 奥司他韦抗病毒机制是

 A. 抑制 DNA 聚合酶   B. 抑制 RNA 合成   C. 抑制神经氨酸酶

 D. 抑制蛋白质合成   E. 抑制逆转录酶

9. 下列抗病毒药中,具有免疫调节作用的是

 A. 奥司他韦   B. 利巴韦林   C. 干扰素

 D. 阿昔洛韦   E. 拉米夫定

10. 王女士,36 岁,近 2d 腰部皮肤出现针刺样疼痛,局部见疱疹。沿腰部呈环形分布,被诊断为带状疱疹,应选用的药物是

 A. 奥司他韦   B. 利巴韦林   C. 干扰素

 D. 阿昔洛韦   E. 拉米夫定

【多项选择题】

1. 对浅表和深部真菌感染都有较好疗效的药物有

 A. 氟康唑   B. 两性霉素 B   C. 特比萘芬

 D. 伊曲康唑   E. 制霉菌素

2. 关于阿昔洛韦的叙述,正确的是

 A. 广谱抗疱疹病毒药物

 B. 对单纯疱疹病毒效果欠佳

 C. 可引起恶心、食欲缺乏等

 D. 静脉给药须选择较大血管,并定期更换注射部位

 E. 妊娠期妇女可安全使用

（三）问答题

1. 简述两性霉素 B 的不良反应和注意事项。

2. 阿昔洛韦的临床应用和不良反应有哪些?

（范业宏）

第四十章　抗结核病药

（一）填空题

1. 异烟肼对结核分枝杆菌具有高度的选择性,能抑制＿＿＿＿的合成,低浓度抑菌,高浓度杀菌,对＿＿＿＿期结核分枝杆菌有抑制作用,对＿＿＿＿结核分枝杆菌有杀灭作用,对细胞内、外的结核分枝杆菌均有作用。

2. 目前,临床上常用的一线抗结核病药有＿＿＿＿、＿＿＿＿、＿＿＿＿、＿＿＿＿、＿＿＿＿。

（二）选择题

【单项选择题】

1. 对各部位各类型结核病均为首选的抗结核药是

 A. 链霉素   B. 利福平   C. 异烟肼

 D. 乙胺丁醇   E. 吡嗪酰胺

2. 应用异烟肼时,常合用维生素 B_6 的目的是

    A. 增强疗效　　　　　　　B. 预防周围神经炎　　　　C. 延缓耐药性产生

    D. 减轻肝损害　　　　　　E. 预防过敏反应

3. 有癫痫或精神病史的结核病患者慎用

    A. 利福平　　　　　　　　B. 吡嗪酰胺　　　　　　　C. 乙胺丁醇

    D. 异烟肼　　　　　　　　E. 对氨基水杨酸钠

4. 关于异烟肼的叙述,**错误**的是

    A. 对结核分枝杆菌具有高度选择性　　B. 长期应用可引起周围神经炎

    C. 单用不易产生耐药性　　　　　　　D. 穿透力强

    E. 具有肝损害

5. 可用于治疗耐药金葡菌感染的抗结核病药是

    A. 利福平　　　　　　　　B. 异烟肼　　　　　　　　C. 链霉素

    D. 吡嗪酰胺　　　　　　　E. 乙胺丁醇

6. 可引起球后视神经炎的抗结核病药是

    A. 利福平　　　　　　　　B. 链霉素　　　　　　　　C. 异烟肼

    D. 乙胺丁醇　　　　　　　E. 吡嗪酰胺

7. 初治肺结核患者短程化疗中应包括的两种药物是

    A. 异烟肼和链霉素　　　　B. 异烟肼和利福平　　　　C. 异烟肼和乙胺丁醇

    D. 利福平和链霉素　　　　E. 利福平和吡嗪酰胺

8. 异烟肼与利福平合用易造成

    A. 胃肠道反应加剧　　　　B. 增强肝毒性　　　　　　C. 增加中枢损害

    D. 过敏反应　　　　　　　E. 血液系统损害

9. 空腹服用,利于其吸收的药物是

    A. 利福平　　　　　　　　B. 异烟肼　　　　　　　　C. 对氨基水杨酸钠

    D. 丙硫异烟胺　　　　　　E. 乙胺丁醇

10. 对氨基水杨酸钠的作用特点是

    A. 抗菌谱广

    B. 对结核分枝杆菌有杀灭作用

    C. 与其他抗结核药合用,可增强疗效,延缓耐药性产生

    D. 可单独用药

    E. 对肾无损害

11. 异烟肼长期大剂量应用易引起

    A. 恶性贫血　　　　　　　B. 心律失常　　　　　　　C. 耳聋

    D. 周围神经炎　　　　　　E. 肾功能损害

12. 可作为结核病预防用药是

    A. 异烟肼　　　　　　　　B. 利福平　　　　　　　　C. 乙胺丁醇

    D. 吡嗪酰胺　　　　　　　E. 对氨基水杨酸

13. 对氨基水杨酸钠的主要不良反应是

    A. 肝损害　　　　　　　　B. 诱发痛风　　　　　　　C. 球后视神经炎

    D. 胃肠道刺激和肾损害　　E. 外周神经炎

14. 可干扰乙醇代谢的抗结核药是
    A. 异烟肼　　　　　B. 链霉素　　　　　C. 利福定
    D. 利福平　　　　　E. 吡嗪酰胺

15. 李先生,28岁,结核性腹膜炎患者,在抗结核病治疗中,出现了失眠、神经错乱、手脚麻木等症状。产生这种不良反应的药物可能是
    A. 利福平　　　　　B. 对氨基水杨酸钠　　C. 乙胺丁醇
    D. 吡嗪酰胺　　　　E. 异烟肼

【多项选择题】

1. 属于一线抗结核药的是
   A. 利福平　　　　　B. 对氨基水杨酸钠　　C. 乙胺丁醇
   D. 吡嗪酰胺　　　　E. 异烟肼

2. 抗结核病药的应用原则为
   A. 早期　　　　　　B. 联合　　　　　　C. 规律
   D. 全程督导　　　　E. 规范

3. 关于异烟肼引起神经系统毒性的叙述,正确的是
   A. 表现为头痛、眩晕、失眠、惊厥、精神错乱
   B. 周围神经炎
   C. 快乙酰化代谢型患者多见
   D. 癫痫、精神病患者慎用
   E. 服用维生素 B_6 以防治异烟肼的神经毒性

4. 关于利福平的叙述,正确的是
   A. 空腹服用　　　　　　　　B. 只对结核分枝杆菌有效
   C. 单用易产生耐药性　　　　D. 有肝损害
   E. 可使尿液、汗液、泪液等染成橘红色

(三)问答题

1. 简述异烟肼的用药护理。
2. 利福平的主要不良反应和注意事项有哪些?

(范业宏)

第四十一章　抗寄生虫病药

(一)填空题

1. 氯喹的临床应用有_____、_____、_____等。
2. 常用的抗疟药有_____、_____、_____、_____等。
3. 甲硝唑的药理作用有_____、_____、_____、_____等。
4. 控制各型疟疾症状首选_____,治疗肠内外阿米巴病首选_____,治疗血吸虫病首选_____,治疗丝虫病首选_____。

(二)选择题

【单项选择题】

1. 控制疟疾临床症状的首选药是
   A. 奎宁　　　　　　B. 伯氨喹　　　　　C. 氯喹

D. 青蒿素   E. 乙胺嘧啶

2. 由我国学者研发的抗疟药是
   A. 奎宁   B. 伯氨喹   C. 氯喹
   D. 青蒿素   E. 乙胺嘧啶

3. 长期大剂量应用可干扰人体的叶酸代谢,出现巨幼红细胞贫血的药物是
   A. 奎宁   B. 伯氨喹   C. 氯喹
   D. 青蒿素   E. 乙胺嘧啶

4. **不能**控制疟疾症状的药物是
   A. 氯喹   B. 伯氨喹   C. 青蒿素
   D. 奎宁   E. 蒿甲醚

5. 进入疟区前病因性预防的常规药是
   A. 氯喹   B. 伯氨喹   C. 青蒿素
   D. 奎宁   E. 乙胺嘧啶

6. 氯喹过量可引起
   A. 急性溶血性贫血   B. 自身免疫性疾病   C. 诱发高血压
   D. 视力障碍   E. 心动过速

7. 耐氯喹的恶性脑型疟患者宜选用
   A. 伯氨喹   B. 奎尼丁   C. 周效磺胺
   D. 青蒿素   E. 乙胺嘧啶

8. 口服对肠内外阿米巴病都有效的药物是
   A. 甲硝唑   B. 氯喹   C. 卡巴胂
   D. 卤化喹啉类   E. 巴龙霉素

9. 肠道线虫感染首选药物是
   A. 哌嗪   B. 阿苯达唑   C. 左旋咪唑
   D. 氯硝柳胺   E. 吡维氯铵

10. 甲硝唑的临床应用**不包括**
    A. 抗阿米巴原虫   B. 抗滴虫   C. 抗厌氧菌
    D. 抗丝虫   E. 抗贾第鞭毛虫

11. 常用于厌氧菌感染的药物是
    A. 青霉素   B. 链霉素   C. 甲硝唑
    D. 头孢氨苄   E. 甲氧苄啶

12. 治疗丝虫病首选
    A. 乙酰胂胺   B. 吡喹酮   C. 呋喃丙胺
    D. 硝硫氰胺   E. 乙胺嗪

13. 治疗血吸虫病的首选药物是
    A. 吡喹酮   B. 甲苯达唑   C. 乙胺嗪
    D. 甲硝唑   E. 酒石酸锑钾

14. 段某,近一段时间时感阴道瘙痒、分泌物增多,被诊断为阴道滴虫病。首选治疗药物是
    A. 甲硝唑   B. 利福平   C. 红霉素

D. 呋喃妥因　　　　　　　　E. 诺氟沙星

【多项选择题】

1. 主要用于控制疟疾症状的药物有

A. 乙胺嘧啶　　　　　　B. 氯喹　　　　　　C. 青蒿素

D. 伯氨喹　　　　　　　E. 奎宁

2. 甲硝唑的作用有

A. 抗阿米巴原虫　　　　B. 抗厌氧菌　　　　C. 抗丝虫

D. 抗阴道滴虫　　　　　E. 抗贾第鞭毛虫

3. 左旋咪唑的作用有

A. 抗蛔虫　　　　　　　B. 调节免疫　　　　C. 抗滴虫

D. 抗钩虫　　　　　　　E. 抗血吸虫

（三）问答题

1. 简述氯喹的临床应用。

2. 简述甲硝唑的药理作用和临床应用。

（黄幼霞）

第四十二章　消毒防腐药

（一）填空题

1. 消毒防腐药主要用于_____、_____、_____、_____、_____等的消毒。

2. 消毒防腐药本身影响作用强弱的因素有_____、_____、_____、_____。

（二）选择题

【单项选择题】

1. 关于乙醇的叙述，**错误**的是

A. 作用强，不可杀灭芽孢　　　　　　B. 不可用于浸泡医疗器械

C. 不可用于皮肤、黏膜伤口　　　　　D. 消毒时浓度可不宜超过 90%

E. 75% 乙醇用于皮肤消毒

2. 乙醇用于皮肤消毒的最佳浓度是

A. 20%~33%　　　　　　B. 40%~55%　　　　　C. 70%~75%

D. 80%~90%　　　　　　E. 大于 90%

3. 关于戊二醛的叙述，正确的是

A. 2% 戊二醛溶液用于各种内镜、不耐热手术器械消毒

B. 戊二醛杀菌效果不受 pH 影响

C. 2% 酸性戊二醛对金属没有腐蚀性

D. 2% 碱性戊二醛室温只可保存 4 周

E. 戊二醛对皮肤黏膜没有刺激性

4. 关于聚维酮碘的叙述，**错误**的是

A. 对组织刺激性小　　　　　　　　　B. 可用于皮肤和黏膜消毒

C. 可用于伤口的消毒　　　　　　　　D. 可用于泌尿生殖系统和黏膜冲洗

E. 对病毒、真菌没有杀灭作用

5. 关于过氧化氢的叙述,正确的是

    A. 可抑制或杀灭各种微生物,但对厌氧菌无效

    B. 性质稳定,不需要避光存放

    C. 对金属器材没有腐蚀作用

    D. 高浓度对皮肤、黏膜产生刺激性灼伤

    E. 1% 过氧化氢溶液不可用于扁桃体炎、口腔炎漱口

6. 属于氧化剂的是

    A. 高锰酸钾　　　　　　　B. 硼酸　　　　　　　C. 苯酚

    D. 氯己定　　　　　　　　E. 环氧乙烷

7. 属于表面活性剂是

    A. 环氧乙烷　　　　　　　B. 戊二醛　　　　　　C. 聚维酮碘

    D. 氯己定　　　　　　　　E. 过氧化氢

8. 属于气体消毒剂是

    A. 聚维酮碘　　　　　　　B. 环氧乙烷　　　　　C. 过氧乙酸

    D. 苯扎溴铵　　　　　　　E. 高锰酸钾

【多项选择题】

1. 可用于金属器械消毒的是

    A. 乙醇　　　　　　　　　B. 戊二醛　　　　　　C. 苯扎溴铵

    D. 过氧乙酸　　　　　　　E. 氯己定

2. 戊二醛**不用于**

    A. 体表消毒　　　　　　　B. 胃肠道消毒　　　　C. 排泄物消毒

    D. 器械消毒　　　　　　　E. 环境消毒

3. 关于含氯石灰的叙述,正确的是

    A. 可用于饮水消毒

    B. 不可用于粪便及排泄物消毒

    C. 受潮易分解失效,宜盛放于密闭陶器内

    D. 于阴暗干燥处保存,临用时新鲜配制

    E. 忌与酸、铵盐、硫磺和其他有机化合物配伍

（三）问答题

消毒防腐药作用强弱主要受哪些因素影响?

（郭永洪）

第四十三章　抗恶性肿瘤药

（一）名词解释

1. 细胞周期非特异性药物

2. 细胞周期特异性药物

（二）填空题

1. 抗恶性肿瘤药根据化学结构和来源分为_____、_____、_____、_____、

_____、_____等。

2. 根据抗恶性肿瘤药根据作用周期分类为_____、_____两类。

3. 甲氨蝶呤的抗肿瘤机制是_____,临床主要用于治疗_____;巯嘌呤的抗肿瘤机制是_____,临床主要用于治疗_____。

4. 常用的细胞周期特异性药物中,作用于 S 期的有_____、_____、_____、_____。作用于 M 期的有_____、_____。

(三)选择题

【单项选择题】

1. 体外无药理活性的烷化剂是
   A. 氮芥　　　　　　　　　B. 环磷酰胺　　　　　　　C. 塞替派
   D. 白消安　　　　　　　　E. 羟基脲

2. 主要作用于 M 期的药物是
   A. 顺铂　　　　　　　　　B. 丙酸睾酮　　　　　　　C. 喜树碱
   D. 甲氨蝶呤　　　　　　　E. 长春新碱

3. 具有显著抗肿瘤疗效的抗生素是
   A. 罗红霉素　　　　　　　B. 红霉素　　　　　　　　C. 柔红霉素
   D. 克拉霉素　　　　　　　E. 氮芥类

4. 甲氨蝶呤引起的骨髓毒性可选用
   A. 维生素 C　　　　　　　B. 维生素 B_{12}　　　　　C. 叶酸
   D. 亚叶酸钙　　　　　　　E. 丙酸睾酮

5. 属于烷化剂的药物是
   A. 多柔比星　　　　　　　B. 巯嘌呤　　　　　　　　C. 甲氨蝶呤
   D. 噻替哌　　　　　　　　E. 喜树碱类

6. 大剂量或连续使用顺铂可引起的严重不良反应是
   A. 肾损害　　　　　　　　B. 消化道反应　　　　　　C. 脱发
   D. 听力减退　　　　　　　E. 视力减弱

7. 通过抑制二氢叶酸还原酶而抗恶性肿瘤的是
   A. 乙胺嘧啶　　　　　　　B. 氟尿嘧啶　　　　　　　C. 甲氧苄啶
   D. 甲氨蝶呤　　　　　　　E. 阿糖胞苷

8. 恶性肿瘤化疗后易复发的原因是
   A. G_0 期细胞对化疗不敏感　　　　　B. G_1 期细胞对化疗不敏感
   C. G_2 期细胞对化疗不敏感　　　　　D. S 期细胞对化疗不敏感
   E. M 期细胞对化疗不敏感

9. 对肾和膀胱有一定刺激性,常引起膀胱炎的药物是
   A. 白消安　　　　　　　　B. 阿糖胞苷　　　　　　　C. 环磷酰胺
   D. 氮芥　　　　　　　　　E. 长春新碱

10. 主要作用于 S 期的药物是
    A. 环磷酰胺　　　　　　　B. 塞替派　　　　　　　　C. 长春新碱
    D. 司莫司汀　　　　　　　E. 氟尿嘧啶

【多项选择题】

1. 属于抗代谢药的是
   A. 环磷酰胺　　　　　　　B. 甲氨蝶呤　　　　　　　C. 阿糖胞苷

D. 氟尿嘧啶　　　　　　　E. 放线菌素 D

2. 属于细胞周期特异性药物的是
　A. 阿糖胞苷　　　　　　B. 博来霉素　　　　　C. 放线菌素 D
　D. 长春新碱　　　　　　E. 环磷酰胺

3. 常用抗恶性肿瘤药主要的不良反应有
　A. 骨髓抑制　　　　　　B. 脱发　　　　　　　C. 致癌、致畸
　D. 抑制免疫　　　　　　E. 消化道反应

4. 可治疗急性淋巴细胞白血病的药物是
　A. 甲氨蝶呤　　　　　　B. 环磷酰胺　　　　　C. 柔红霉素
　D. 泼尼松　　　　　　　E. 长春新碱

（四）问答题

1. 抗肿瘤药物根据其作用机制可分为哪几类？
2. 抗恶性肿瘤药的常见不良反应有哪些？

（黄幼霞）

第四十四章　影响免疫功能药物

（一）名词解释

1. 免疫抑制剂
2. 免疫增强剂

（二）填空题

1. 免疫抑制剂临床主要用于_____和_____疾病。
2. 免疫增强剂临床主要用于_____、_____和_____疾病。

（三）选择题

【单项选择题】

1. 环孢素最常见的不良反应是
　A. 肾毒性　　　　　　　B. 过敏反应　　　　　C. 心脏毒性
　D. 胃肠道反应　　　　　E. 白细胞减少

2. 环孢素**不能**用于
　A. 心脏移植术后　　　　B. 角膜移植术后　　　C. 银屑病
　D. 严重细菌感染　　　　E. 系统性红斑狼疮

3. 硫唑嘌呤可用于治疗
　A. 肝衰竭　　　　　　　B. 再生障碍性贫血　　C. 风湿性关节炎
　D. 严重病毒感染性疾病　E. 肿瘤

4. 具有抗病毒作用的免疫增强剂是
　A. 白介素　　　　　　　B. 转移因子　　　　　C. 干扰素
　D. 雷公藤总苷　　　　　E. 泼尼松龙

5. 干扰素不可采取的给药方式是
　A. 皮下注射　　　　　　B. 肌内注射　　　　　C. 腹腔内注射
　D. 口服　　　　　　　　E. 局部灌注

6. 可用于带状疱疹的辅助治疗的药物是

    A. 泼尼松龙   B. 环孢素   C. 西罗莫司

    D. 硫唑嘌呤   E. 转移因子

7. 下列无免疫抑制作用的药物是

    A. 泼尼松龙   B. 环孢素   C. 西罗莫司

    D. 硫唑嘌呤   E. 胸腺肽

8. 地塞米松不用于

    A. 血小板减少性紫癜   B. 痛风   C. 肾病综合征

    D. 类风湿性关节炎   E. 系统性红斑狼疮

9. 有肾毒性，**不宜**与氨基糖苷类抗生素合用的药物是

    A. 泼尼松龙   B. 干扰素   C. 地塞米松

    D. 环孢素   E. 雷公藤总苷

10. 植物药增强免疫功能的主要有效成分是

    A. 有机酸类   B. 无机盐类   C. 生物碱类

    D. 多肽类   E. 多糖类

【多项选择题】

1. 免疫增强剂包括

    A. 环孢素   B. 左旋咪唑   C. 卡介苗

    D. 转移因子   E. 白介素

2. 干扰素的作用包括

    A. 抗肿瘤   B. 抗细菌   C. 抗病毒

    D. 抗寄生虫   E. 免疫调节

（四）问答题

1. 简述常用的免疫抑制剂及其临床应用。
2. 简述干扰素的药理作用及临床应用。

（何　颖）

第四十五章　特效解毒药

（一）名词解释

阿托品化

（二）填空题

1. 有机磷酸酯类轻度中毒以＿＿＿＿样症状为主，中度中毒可同时出现明显的＿＿＿＿样和＿＿＿＿样症状，重度中毒还会有明显的＿＿＿＿症状。

2. 解救中、重度有机磷酸酯类中毒时，宜用＿＿＿＿和＿＿＿＿两药，二者效用互补，联用能明显提高疗效。

3. 常用金属、类金属的中毒的解毒药分为＿＿＿＿和＿＿＿＿两类。

4. 小剂量亚甲蓝用于治疗＿＿＿＿，大剂量亚甲蓝宜与＿＿＿＿合用，用于治疗＿＿＿＿。

5. 抗凝血类灭鼠药的特效解毒药是＿＿＿＿，有机氟灭鼠药氟乙酰胺中毒的解救药物是＿＿＿＿。

（三）选择题

【单项选择题】

1. 有机磷中毒时属于 N 样症状的是
   A. 肌肉松弛　　　　　　B. 大小便失禁　　　　　C. 流涎
   D. 皮肤干燥　　　　　　E. 肌肉震颤

2. 氯解磷定解救有机磷中毒的机制是
   A. 阻断 M 受体　　　　　B. 激动 M 受体　　　　　C. 抑制胆碱酯酶
   D. 复活胆碱酯酶　　　　E. 阻断 N 受体

3. 口服美曲膦酯中毒时，**错误**的解救措施是
   A. 立即将患者移出中毒场所　　　　B. 用碱性溶液洗胃
   C. 对症治疗　　　　　　　　　　　D. 早期使用阿托品
   E. 使用胆碱酯酶复活药

4. 重金属和类金属解毒药的活性基团是
   A. 羟基　　　　　　　　B. 羧基　　　　　　　　C. 羰基
   D. 巯基　　　　　　　　E. 醛基

5. 砷中毒的首选解毒药是
   A. 二巯丙醇　　　　　　B. 二巯丁二醇　　　　　C. 二巯丙磺钠
   D. 青霉胺　　　　　　　E. 去铁胺

6. 治疗肝豆状核变性的首选药是
   A. 二巯丙醇　　　　　　B. 二巯丁二醇　　　　　C. 二巯丙磺钠
   D. 青霉胺　　　　　　　E. 去铁胺

7. 铁中毒的特效解毒药是
   A. 二巯丙醇　　　　　　B. 二巯丁二醇　　　　　C. 二巯丙磺钠
   D. 青霉胺　　　　　　　E. 去铁胺

8. 解救氰化物中毒时，使用的供硫剂是
   A. 二巯丙醇　　　　　　B. 亚甲蓝　　　　　　　C. 亚硝酸钠
   D. 硫代硫酸钠　　　　　E. 碘解磷定

9. 解救氰化物中毒时，高铁血红蛋白形成剂可选用
   A. 大剂量亚甲蓝　　　　　　　　B. 小剂量亚甲蓝　　　C. 维生素 K_1
   D. 硫代硫酸钠　　　　　　　　　E. 青霉胺

10. 解救抗凝血类灭鼠药敌鼠钠导致的中毒，应选用
    A. 硫代硫酸钠　　　　　B. 维生素 K_1　　　　　C. 亚硝酸钠
    D. 乙酰胺　　　　　　　E. 青霉胺

【多项选择题】

1. 伴有肌肉震颤的急性有机磷中毒患者应
   A. 静脉注射阿托品　　　B. 皮下注射肾上腺素　　C. 口服碘解磷定
   D. 静脉注射氯解磷定　　E. 肌内注射碘解磷定

2. 可以解救砷中毒的药物有
   A. 二巯丙醇　　　　　　B. 二巯丁二钠　　　　　C. 二巯丙磺钠
   D. 去铁胺　　　　　　　E. 亚硝酸钠

（四）问答题

1. 解救中、重度有机磷酸酯类中毒,为何要合用阿托品和氯解磷定?

2. 解救氰化物中毒时,为什么要联合应用高铁血红蛋白形成剂和供硫剂?

（何　颖）

三、测试练习参考答案

第 一 章

（一）名词解释

1. 用于预防、治疗、诊断疾病以及计划生育的化学物质。

2. 研究药物与机体(包括病原体)间相互作用的规律及其机制的学科。

3. 简称药效学,研究药物对机体的作用及作用机制。

4. 简称药动学,研究机体对药物的影响,包括药物体内过程,以及血药浓度随时间而变化的规律等。

（二）填空题

1. 药物效应动力学　药物代谢动力学

2. 为临床合理应用药物防治疾病提供理论依据　研究开发新药和发现药物新用途　为其他生命学科的研究探索提供重要的科学依据和研究方法

3. 麻醉药品　精神药品　医疗用毒性药品　放射性药品

4. 非处方

5. 8　31

（三）选择题

【单项选择题】

1. C　2. A　3. D　4. B　5. E

【多项选择题】

1. ABDE　2. ABCE

第 二 章

（一）名词解释

1. 在机体原有生理生化功能基础上产生的作用,其基本作用表现为兴奋或抑制。

2. 大多数药物在治疗剂量时只对某一个或几个组织器官产生明显作用,而对其他组织器官无作用或无明显作用。

3. 在疾病发生之前用药,可以防止疾病发生的作用。

4. 符合用药目的,能达到治疗效果的作用,根据治疗目的不同可将其分为对因治疗和对症治疗。

5. 凡不符合用药目的或给患者带来痛苦与危害的药物反应。

6. 又称副反应,药物在治疗量时出现与用药目的无关的作用。

7. 用药剂量过大、用药时间过长或机体对药物敏感性过高时,药物对机体产生的危害性反应。

8. 又称过敏反应或变态反应。药物作为抗原或半抗原所引发的病理性免疫反应。

9. 停药后血药浓度已降至阈浓度（最小有效浓度）以下时残存的药理效应。

10. 长期应用某些药物，突然停药使原有疾病迅速重现或加剧的现象。

11. 由于药物治疗作用引起的不良后果，又称治疗矛盾。

12. 少数患者因遗传异常而对某些药物所产生的异常反应。

13. 长期应用某些药物后患者对药物产生主观和客观上连续用药的现象。若停药后仅表现为主观上的不适，没有客观上的体征表现，称为习惯性或精神依赖性；若用药时产生欣快感，而停药后不仅会出现主观上的不适，还会发生严重生理功能紊乱的戒断症状，称为成瘾性或生理依赖性。

14. 与受体既有较强亲和力又有较强内在活性的药物。

15. 与受体有较强的亲和力而无内在活性的药物。

（二）填空题

1. 防治作用　不良反应

2. 吸收作用　局部作用

3. 对因治疗　对症治疗

4. 习惯性或精神依赖性　成瘾性或生理依赖性

（三）选择题

【单项选择题】

1. C　2. D　3. B　4. D　5. A　6. E　7. E　8. D　9. A　10. B　11. D　12. E　13. B

【多项选择题】

1. ABCDE　2. BCDE　3. BDE

（四）问答题

1. 大多数药物在治疗剂量时只对某一个或几个组织器官产生明显作用，而对其他组织器官无作用或无明显作用。

药物作用的选择性是临床选药治疗疾病的依据，药物的适应证取决于药物作用的选择性。选择性高的药物针对性强，副作用少；而选择性低的药物针对性差，副作用多。

2. 副作用、毒性反应、超敏反应、后遗效应、停药反应、继发反应、特异质反应、药物依赖性等。

第 三 章

（一）名词解释

1. 有些药物口服后，在从胃肠道内进入肠壁细胞和经门静脉系统首次通过肝时被部分代谢灭活，使进入体循环的有效药量减少的现象。

2. 肝细胞微粒体混合功能酶系统，是促进药物转化的主要酶系统。

3. 能增强药酶活性或加速药酶合成的药物。

4. 能减弱药酶活性或减少药酶生成的药物。

5. 有些药物随胆汁排入肠腔后可在肠腔内重新被吸收入血的现象。

6. 单位时间内消除恒定比例的药物。

7. 单位时间内消除恒定数量的药物。

8. 血浆中药物浓度下降一半所需要的时间。

9. 以恒速恒量给药时,随着给药次数的增加,药物血药浓度不断增加,但增加到一定程度时,血药浓度曲线呈现稳定状态。

10. 血管外给药后能被机体吸收进入体循环的程度和速度。

（二）填空题

1. 吸收 分布 生物转化 排泄

2. 吸收

3. 血浆蛋白结合率 局部器官血流量 药物与组织的亲和力 体液 pH 体内屏障

4. 肝 肾

5. 固定值 5

（三）选择题

【单项选择题】

1. C 2. A 3. E 4. D 5. B 6. E 7. B 8. C 9. C 10. A 11. D 12. D 13. B

【多项选择题】

1. ACDE 2. BCDE 3. ABDE

（四）问答题

1. ①选择性低,能催化多种药物代谢,药物间可发生竞争。②个体差异大,常因遗传、年龄、机体状态、营养状态、疾病的影响而产生明显的个体差异。③活性可变,受某些化学物质及药物的影响而增强或减弱。

2. ①药物分类的依据,根据半衰期长短分为短效药、中效药、长效药。②确定给药间隔时间的依据,半衰期短则给药间隔时间短,半衰期长则给药间隔时间长。③预测达到血药稳态浓度的时间,恒速、恒量给药,经过 5 个半衰期,消除速度与给药速度相等即达到血药稳态浓度。④预测药物基本消除的时间,通常停药时间达到 5 个半衰期,药量消除95% 以上即达到基本消除。

第 四 章

（一）名词解释

1. 药物呈现最大治疗效应,且又不引起毒性反应的剂量,又称最大治疗量。

2. 最小有效量到最小中毒量之间的范围,或指 95% 有效量与 5% 致死量之间的距离,即 $ED_{95} \sim LD_5$ 的距离,其范围越大越安全。

3. 半数致死量与半数有效量的比值,即 $TI=LD_{50}/ED_{50}$。治疗指数是衡量药物安全性的重要指标,通常治疗指数愈大,说明药物的安全性愈大;反之,则说明药物安全性差。

4. 药物产生最大效应的能力。

5. 药物达到某一效应所需的剂量,用于作用性质相同的药物之间等效剂量的比较,达到同等效应时所用剂量小者效价强度高,用药量大者则效价强度低。

6. 个体对药物的敏感性降低、反应减弱的现象,此时,必须加大给药剂量才能产生应有的作用。

7. 通常指体外配伍时直接发生物理、化学的相互作用,出现使药物中和、水解、破坏失效等理化反应,发生浑浊、沉淀、产生气体及变色等外观异常的现象。

（二）填空题

1. 半数致死量　半数有效量

2. 药物　机体

3. 为了达到多种预防治疗目的　利用药物间的协同作用提高疗效　利用药物间拮抗作用减少不良反应　避免或延缓病原体产生耐药性　减少单个药物应用剂量，以降低单药毒性反应的发生。

（三）选择题

【单项选择题】

1. B　2. E　3. B　4. C　5. A　6. A　7. D　8. D　9. E

【多项选择题】

1. ABCD　2. ABCDE　3. ABCDE

（四）问答题

1. 药物结构、药物剂量、药物制剂、给药途径、给药时间和次数、给药速度、疗程、联合用药。

2. 生理因素、心理因素、病理因素、遗传因素、营养因素、个体差异。

第 五 章

（一）名词解释

M 受体激动时，可引起心脏抑制，内脏平滑肌收缩，瞳孔缩小，血管扩张，腺体分泌增加等效应。

（二）填空题

1. 胆碱酯酶水解　再摄取

2. 直接作用于受体　影响递质

（三）选择题

【单项选择题】

1. E　2. D　3. B　4. A　5. D　6. E　7. D　8. E　9. A　10. C

【多项选择题】

1. ABCE　2. CE

（四）问答题

1. 心脏兴奋，支气管平滑肌松弛，骨骼肌血管和冠状血管舒张，糖原、脂肪分解等。

2. 心脏抑制，内脏平滑肌收缩，瞳孔缩小，血管扩张，腺体分泌增加等。

第 六 章

（一）名词解释

当药物激动睫状肌环状纤维上的 M 受体，使睫状肌向瞳孔中心方向收缩，悬韧带松弛，晶状体变凸，屈光度增加，从而使近物在视网膜上聚焦，视近物清楚而视远物模糊，这一作用称为调节痉挛。

（二）填空题

1. 缩瞳　降低眼内压　调节痉挛　青光眼

2. 治疗重症肌无力　治疗术后腹气胀和尿潴留　治疗阵发性室上性心动过速　非除极

化型肌松药过量中毒的解救

3. 胆碱酯酶 骨骼肌 除能抑制胆碱酯酶外 还能直接激动骨骼肌运动终板上的 N_M 受体 促进运动神经末梢释放乙酰胆碱

4. 机械性肠梗阻 机械性尿路梗阻 支气管哮喘

5. 卡巴胆碱 毛果芸香碱 新斯的明

（三）选择题

【单项选择题】

1. E 2. A 3. A 4. E 5. A 6. C 7. B 8. C 9. A 10. D

【多项选择题】

1. CDE 2. ABCDE

（四）问答题

1. 毛果芸香碱能使前房角间隙扩大,利于房水回流,使眼内压降低,从而缓解青光眼的症状。滴眼时应压迫内眦的鼻泪管开口,以免药液经鼻黏膜吸收引起全身不良反应。

2. 因为新斯的明可通过抑制胆碱酯酶、直接激动 N_M 受体、促进运动神经末梢释放乙酰胆碱,对骨骼肌产生强大的兴奋作用,可改善肌无力症状。所以,新斯的明可以用于治疗重症肌无力。

第 七 章

（一）名词解释

当药物阻断睫状肌上的 M 受体,睫状肌松弛而退向边缘,使悬韧带拉紧,晶状体变为扁平,屈光度降低,导致视远物清楚,视近物模糊不清,这一作用称为调节麻痹。

（二）填空题

1. 扩瞳 升高眼内压 调节麻痹

2. 扩张 感染性

3. 青光眼 前列腺肥大

4. 兴奋 窦性心动过缓 房室传导阻滞

5. 胃肠绞痛 膀胱刺激症状 胆绞痛 肾绞痛 哌替啶

6. 胃肠平滑肌 血管平滑肌 胃肠绞痛 感染性休克

（三）选择题

【单项选择题】

1. E 2. C 3. A 4. A 5. E 6. C 7. C 8. B 9. D 10. D 11. D 12. B

【多项选择题】

1. ABCDE 2. ABD 3. CD

（四）问答题

1. 药理学基础 ①松弛内脏平滑肌,解除平滑肌痉挛,可用于各种内脏绞痛。②抑制呼吸道腺体及唾液腺分泌,用于麻醉前给药,防止分泌物阻塞呼吸道及吸入性肺炎的发生。③兴奋心脏,用于迷走神经过度兴奋所致的心动过缓、传导阻滞等缓慢型心律失常。④扩张血管,解除小血管痉挛,增加组织的血液灌注量,改善微循环,用于感染性休克。⑤阻断 M 受体,用于解救有机磷酸酯类中毒。

2. 特点 ①对中枢作用强且表现为抑制作用,随剂量增加依次为镇静、催眠、麻醉,但能兴奋呼吸中枢。②抑制腺体分泌、扩瞳和调节麻痹作用强于阿托品,而对心血管及内脏平滑肌作用较弱。

第 八 章

(一)填空题

1. 心搏骤停 过敏性休克 支气管哮喘 局麻药
2. 局部组织缺血坏死 急性肾损伤
3. 心肌收缩力减弱 尿量减少

(二)选择题

【单项选择题】

 1. C 2. A 3. D 4. B 5. A 6. E 7. C 8. D 9. E 10. B 11. A 12. D 13. E

【多项选择题】

 1. ABCDE 2. CE 3. ADE

(三)问答题

 1. 青霉素等引起的过敏性休克,由于组胺和白三烯等过敏物质的释放,使大量小血管扩张和毛细血管通透性增高,引起全身循环血量降低,心率加快,心收缩力减弱,血压下降以及支气管平滑肌痉挛引起呼吸困难等症状。肾上腺素能抑制过敏物质的释放,明显收缩小动脉和毛细血管前括约肌,使毛细血管通透性降低,改善心脏功能和解除支气管平滑肌痉挛,从而迅速有效地缓解过敏性休克的临床症状。

 2. 去甲肾上腺素静脉滴注时间过长,浓度过高或药液漏出血管外,可引起局部缺血坏死。一旦出现应立即更换注射部位,局部热敷,并用 α 受体阻断药酚妥拉明或普鲁卡因局部浸润注射以扩张局部血管。去甲肾上腺素剂量过大或滴注时间过长可使肾血管剧烈收缩,引起少尿、无尿和肾实质损伤,故用药期间尿量至少保持 25ml/h 以上。长时间静脉滴注骤然停药,可使血压突然下降,故应逐渐降低滴速而后停药。去甲肾上腺素禁用于高血压、动脉硬化症、器质性心脏病、无尿患者。

第 九 章

(一)名词解释

事先给予 α 受体阻断剂,肾上腺素的升压作用被翻转为降压作用。因为 α 受体阻断药选择性地阻断了与血管收缩有关的 α 受体,但不影响与血管舒张有关的 β_2 受体,使肾上腺素的血管收缩作用被取消,而血管舒张作用得以充分表现出来。

(二)填空题

1. 青光眼 房水
2. 扩张 降低 增加

(三)选择题

【单项选择题】

 1. B 2. D 3. B 4. E 5. A 6. A 7. E 8. C 9. C 10. D 11. A

【多项选择题】

 1. ABCDE 2. ABCD 3. ABDE

（四）问答题

1. 治疗高血压、治疗心律失常、治疗心绞痛、治疗心肌梗死、治疗充血性心力衰竭、治疗甲亢等。

2. 严重心功能不全、窦性心动过缓、重度房室传导阻滞和支气管哮喘等禁用。心肌梗死、肝功能不全者慎用。

第 十 章

（一）填空题

1. 中枢神经 心血管

2. 表面 浸润

3. 表面麻醉 浸润麻醉 传导麻醉 蛛网膜下隙麻醉 硬膜外麻醉

4. 普鲁卡因

（二）选择题

【单项选择题】

1. C 2. C 3. D 4. E 5. E 6. B 7. B 8. E 9. A 10. E

【多项选择题】

1. BCDE 2. ABCE 3. ACE

（三）问答题

1. 注意 ①询问药物过敏史,有过敏史者禁用。②用药前做皮肤过敏试验,过敏试验阳性者禁用。

2. 表现为先兴奋后抑制,如烦躁、肌肉震颤,甚至惊厥,继而出现昏迷甚至呼吸麻痹而死亡。

一旦发生立即停药并对症治疗,发生惊厥时首选静脉注射地西泮,出现呼吸抑制时立即给氧及人工呼吸。

第 十 一 章

（一）填空题

1. 抗焦虑 镇静催眠 抗惊厥抗癫痫 氟马西尼

2. 静脉注射

3. 镇静 催眠 抗惊厥 麻醉 呼吸 心血管运动 延髓呼吸中枢

（二）选择题

【单项选择题】

1. B 2. E 3. D 4. C 5. A 6. A 7. C 8. E 9. C 10. E 11. C 12. B

【多项选择题】

1. ABDE 2. ABCD 3. BCD 4. ABCDE

（三）问答题

1. 地西泮口服吸收迅速而完全,生物利用度约 76%,约 1h 血药浓度达高峰;肌内注射吸收慢而不规则;静脉注射可立即发挥作用。

地西泮肌内注射吸收慢而不规则,静脉注射可迅速发挥作用。故需要其快速发挥疗效时不宜采用肌内注射法,而应采用静脉注射。

2. 苯二氮䓬类药物催眠作用确切,可明显缩短入睡时间、延长睡眠时间、减少觉醒次数。苯二氮䓬类治疗失眠症时较巴比妥类药物优点:①治疗指数高,对呼吸、循环抑制轻,加大剂量也不引起全身麻醉。②对 REMS 影响较小,催眠作用近似于生理睡眠,停药后反跳现象轻。③无肝药酶诱导作用,联合用药相互影响小。④耐受性和依赖性较巴比妥类轻。

第 十 二 章

（一）名词解释

一次癫痫惊厥发作持续 5min 以上,或连续多次发作,发作间期意识未完全恢复。

（二）填空题

1. 抗癫痫　抗外周神经痛　抗心律失常

2. 强直 - 阵挛发作　典型失神发作　肌阵挛发作

3. 巨幼细胞　甲酰四氢叶酸

4. 抗惊厥　降压

（三）选择题

【单项选择题】

1. D　2. C　3. D　4. B　5. A　6. B　7. E　8. B　9. C　10. D　11. C　12. A　13. D　14. A　15. C

【多项选择题】

1. ABDE　2. ABCDE　3. AE

（四）问答题

1. 丙戊酸钠对消化道、神经系统和血液系统等均有影响,尚可引起肝损害,严重时出现肝衰竭。国外有中毒致死病例报道,死亡多发生于儿童。故应用丙戊酸钠时应注意观察上述各系统功能变化,应密切监测肝功能和血常规,尤应注意监测儿童。

2. 硫酸镁注射过量或过速可致急性中毒,表现为膝腱反射消失、呼吸和心脏抑制、血压剧降和心搏骤停。

中毒时应立即停药,及时进行人工呼吸,并缓慢静脉注射葡萄糖酸钙或氯化钙抢救。

第 十 三 章

（一）填空题

1. 拟多巴胺类药　中枢抗胆碱药　多巴胺前体药　左旋多巴增效药　促多巴胺释放药　多巴胺受体激动药

2. 多巴胺　多巴胺

3. 胃肠道反应　心血管反应　运动障碍　症状波动　精神障碍　多巴胺

4. 苄丝肼　美多巴

5. 多巴胺　多巴胺

6. 震颤　僵直　运动迟缓

7. AChE　ACh　ACh　肝毒性

8. M_1　NMDA

（二）选择题

【单项选择题】

1. A 2. A 3. B 4. B 5. D 6. B 7. D 8. B 9. E 10. D 11. D 12. A

【多项选择题】

1. ABCD 2. BCE 3. ABCD 4. ABCDE

（三）问答题

1. ①起效慢，用药 2~3 周才起效，1~6 个月后获最大疗效。②对轻症及年轻患者疗效较好，对重症及老年患者疗效较差。③对肌肉僵直和运动困难疗效较好，对肌肉震颤疗效较差。④随着用药时间的延长，疗效逐渐降低。用药 1 年以上，75% 的患者获较好疗效，应用 2~3 年后疗效逐渐减弱，3~5 年后疗效已不显著甚至丧失。

2. 他克林通过多种环节提高中枢胆碱能神经功能。可抑制血浆及组织中的 AChE，减少 ACh 的水解而增加脑内 ACh 的含量；还可直接激动 M 受体和 N 受体；促进 ACh 释放；促进脑组织对葡萄糖的利用。

第 十 四 章

（一）名词解释

氯丙嗪与其他中枢抑制药（哌替啶、异丙嗪）合用，可使患者深睡，体温、基础代谢率及组织耗氧量均降低，增强患者对缺氧的耐受力，减轻机体对伤害性刺激的反应，并可使自主神经和中枢神经系统的反应性降低，这种状态称为人工冬眠，有利于机体度过危险的缺氧阶段，为其他有效的对因治疗争得时间。

（二）填空题

1. 抗精神病药 抗抑郁症药 抗躁狂症药

2. 哌替啶 异丙嗪

3. 延髓催吐化学感受区 D_2 晕动性

4. 帕金森综合征 静坐不能 急性肌张力障碍 迟发性运动障碍 中枢抗胆碱药

（三）选择题

【单项选择题】

1. A 2. E 3. D 4. C 5. E 6. E 7. E 8. C 9. B 10. D 11. A 12. C
13. B

【多项选择题】

1. CDE 2. ABCE 3. ACDE 4. CDE

（四）问答题

1. 临床应用 ①精神分裂症：主要用于 I 型精神分裂症的治疗，尤其对急性患者效果显著，但不能根治，需长期用药，甚至终生治疗；对慢性精神分裂症患者疗效较差。对其他精神病伴有的兴奋、躁动、紧张、幻觉和妄想等症状也有显著疗效。对各种器质性精神病和症状性精神病的兴奋、幻觉和妄想症状也有效。②呕吐和顽固性呃逆：可用于多种药物（如吗啡、强心苷、抗恶性肿瘤药等）和疾病（如尿毒症、放射病、癌症等）引起的呕吐。对顽固性呃逆也有显著疗效。但对晕动症（晕车、晕船等）无效。③低温麻醉：配合物理降温（冰袋、冰浴）可使患者体温降至正常水平以下，用于低温麻醉。④人工冬眠：多用于严重创伤、感染性休克、妊娠高血压综合征、甲状腺危象、中枢性高热及高热惊厥等病症的辅助治疗。⑤其他：还可用于麻醉前给药、巨人症的辅助治疗。

2. 氯丙嗪阻断 DA 受体。其产生的作用：①阻断中脑 - 边缘系统通路和中脑 - 皮质通路的 D_2 受体,产生抗精神病作用。②阻断黑质纹状体通路的 D_2 受体,产生锥体外系不良反应。③阻断结节 - 漏斗通路的 D_2 受体,对内分泌系统产生影响。④阻断延髓催吐化学感受区的 D_2 受体,产生镇吐作用。氯丙嗪阻断 α 受体,引起血压下降。氯丙嗪阻断 M 受体,引起视物模糊、口干等不良反应。

第 十 五 章

（一）填空题

1. 镇痛镇静　呼吸抑制　镇咳催吐　缩瞳作用

2. 阿托品（或 M 受体阻断药）

3. 易产生耐受性和依赖性

4. 昏迷　针尖样瞳孔　呼吸高度抑制

5. 纳洛酮

（二）选择题

【单项选择题】

1. D　2. C　3. B　4. D　5. E　6. E　7. A　8. D　9. D　10. E　11. C

【多项选择题】

1. ADE　2. ABCE　3. ABCD

（三）问答题

1. 吗啡可用于心源性哮喘。①抑制呼吸中枢,减弱了过度的不能起代偿作用的反射性呼吸兴奋,使喘息得到缓解。②扩张外周血管,减少回心血量,减少心脏负担,有利于肺水肿的消除。③镇静作用,减弱了患者紧张不安的情绪,间接减轻心脏的耗氧量。

吗啡禁用于支气管哮喘的原因是吗啡抑制呼吸中枢并兴奋支气管平滑肌,使呼吸更加困难。

2. ①按时给药不是疼痛时给药。②按止痛需要量给药,不是定量给药。③按阶梯给药:轻度患者主要选用非阿片类（如阿司匹林、吲哚美辛等）;中度疼痛患者应选用弱阿片类（如可待因、布桂嗪、曲马朵等）;重度疼痛患者主要选用阿片类（如可待因、哌替啶、美沙酮）。尽可口服给药,定时给药,剂量宜个体化,必要时加解痉剂、抗抑郁剂与抗焦虑药辅助治疗。

3. 吗啡主要不良反应是依赖性和急性中毒引起的呼吸抑制。

因吗啡能通过胎盘,抑制胎儿呼吸,同时能对抗催产素对子宫的兴奋作用而延长产程;因能抑制呼吸中枢及收缩支气管;因扩张脑血管,升高颅内压。因上述原因,故禁用于分娩止痛、支气管哮喘和颅内升高压者。

第 十 六 章

（一）名词解释

大剂量应用阿司匹林时可出现头痛、眩晕、恶心、呕吐、耳鸣,甚至精神错乱,酸碱平衡失调等,需立即停药并静脉滴注碳酸氢钠碱化尿液,加速其排泄。

（二）填空题

1. 胃肠道反应　血凝障碍　水杨酸反应　过敏反应　瑞氏综合征

2. 解热　镇痛　抗炎抗风湿　抑制 PG 合成

3. 解热镇痛　抗炎抗风湿

4. 饭后服用　同服抗酸药　使用肠溶片

（三）选择题

【单项选择题】

1. A　2. D　3. E　4. D　5. B　6. A　7. E　8. D　9. C　10. A

【多项选择题】

1. ABCE　2. ACE　3. ABCDE

（四）问答题

1. 解热镇痛药镇痛部位在外周；镇痛机制为抑制损伤或炎症局部的环氧酶，PG 的合成减少；镇痛特点为中等强度；临床主要用于慢性钝痛，如头痛、牙痛等；不良反应主要是胃肠道反应，无成瘾性和抑制呼吸。吗啡类镇痛部位在中枢；镇痛机制为激动中枢阿片受体而产生镇痛作用；镇痛特点为强大、伴有镇静作用及欣快感；临床主要用于急性锐痛、内脏绞痛、癌症剧痛；不良反应为成瘾性和抑制呼吸。

2. 阿司匹林药理作用为解热镇痛作用、抗炎抗风湿作用、抑制血小板聚集作用。

阿司匹林临床应用：①镇痛、解热。缓解轻度或中度的疼痛，如头痛、牙痛、神经痛、肌肉痛及月经痛，也用于感冒和流感等退热。阿司匹林虽能缓解症状，不能治疗引起疼痛和发热的病因，故需同时应用其他药物对病因进行治疗。②抗炎、抗风湿，为治疗风湿热的常用药物。用药后可解热，使关节疼痛等症状缓解，同时使血沉下降，但不能改变风湿热的基本病理变化，也不能治疗和预防风湿性心脏损害及其他并合症。③关节炎。除风湿性关节炎外也用于治疗类风湿关节炎，可改善症状，但须同时进行病因治疗。

第 十 七 章

（一）填空题

1. 咖啡因　哌甲酯

2. 尼可刹米　二甲弗林

3. 吡拉西坦　甲氯芬酯　洛贝林

4. 惊厥

（二）选择题

【单项选择题】

1. D　2. E　3. C　4. E　5. A

【多项选择题】

1. CDE　2. ABDE

（三）问答题

咖啡因的药理作用小剂量（50~200mg）即能选择性兴奋大脑皮质，使人疲劳减轻、思维活跃、精神振奋、睡意消失、工作效率提高；较大剂量（250~500mg）可直接兴奋延脑呼吸中枢和血管运动中枢，使呼吸加快加深，血压升高；中毒剂量（＞800mg）可兴奋脊髓，致惊厥；还可收缩脑血管，增加脑血管阻力、减少血流量；舒张支气管平滑肌、利尿及刺激胃酸和胃蛋白酶分泌；利尿作用。

咖啡因临床应用：解救严重传染病及中枢抑制药过量所导致的呼吸抑制和循环衰竭。此外，可配伍麦角胺治疗偏头痛，配伍阿司匹林或对乙酰氨基酚治疗一般性头痛。

第十八章

（一）填空题

1. 高效能利尿药　中效能利尿药　低效能利尿药
2. 呋塞米　氢氯噻嗪　20% 甘露醇
3. 利尿作用　抗利尿作用　降压作用
4. 高　钾　钠　镁　钙
5. 醛固酮　钠　钾

（二）选择题

【单项选择题】

1. C　2. C　3. D　4. D　5. C　6. E　7. A　8. E　9. C　10. B　11. B　12. E
13. A　14. E　15. D

【多项选择题】

1. ACE　2. AC　3. ABC

（三）问答题

1. 能合用。

氢氯噻嗪为排钾利尿药，长期应用可引起低钾血症；螺内酯为留钾利尿药，长期应用可引起高钾血症。二者合用，既增强利尿效果，又减轻或避免单用导致的血钾紊乱。

2. 20% 的甘露醇静脉注射，不能用于心力衰竭的治疗。

20% 的甘露醇静脉注射后迅速提高血浆渗透压，促使组织内水分向血浆转移，导致血容量增加，增加心脏负担，加重心力衰竭。

第十九章

（一）填空题

1. 140　90
2. 利尿药　β受体阻断药　钙通道阻滞药　血管紧张素转化酶抑制药　血管紧张素Ⅱ受体阻断药
3. 普萘洛尔　氢氯噻嗪　利血平

（二）选择题

【单项选择题】

1. B　2. B　3. E　4. C　5. D　6. A　7. C　8. A　9. E　10. A　11. D　12. C
13. E　14. D

【多项选择题】

1. ABDE　2. ABCD　3. ABCE

（三）问答题

1. 氢氯噻嗪的降压作用缓慢、温和、持久，长期应用无明显耐受性。用药初期，通过减少细胞外液容量及心排出量而降压；长期（超过 3~4 周）给药，可通过扩张血管降低血压。对正常人的血压无影响，单独应用对重度高血压患者的降压效果不理想，但能协同其他降压药的降压作用，对抗其他降压药引起的水钠潴留等不良反应。长期应用小剂量即可产生良好的降压效应，剂量加大并不明显增强降压作用，反而增加不良反应。

2. 常用抗高血压药物分5类。①利尿药：如氢氯噻嗪。②β受体阻断药：如普萘洛尔。③钙通道阻滞药：如硝苯地平。④血管紧张素转化酶抑制药：如卡托普利。⑤血管紧张素Ⅱ受体阻断药：如氯沙坦。

第 二 十 章

（一）填空题

1. Ang Ⅱ　醛固酮　缓激肽　心室或血管重构
2. 室性期前收缩　室颤
3. CHF　心房扑动　心房颤动　心室颤动
4. 钾　镁　钙　钾
5. 利尿药　血管紧张素转化酶抑制药　地高辛　小

（二）选择题

【单项选择题】

　1. C　2. B　3. E　4. B　5. A　6. C　7. A　8. A　9. B　10. C　11. D　12. E　13. D　14. B

【多项选择题】

　1. ABCDE　2. ABD　3. ACDE

（三）问答题

1. **β受体阻断药治疗充血性心力衰竭的药理基础**　①拮抗心力衰竭时交感神经对心脏的毒性作用。②抑制肾素分泌，减少 Ang Ⅱ 的生成和醛固酮的释放，使血管扩张，水钠潴留减少，心脏前、后负荷减轻，有利于 CHF 的控制。③上调心肌细胞 β 受体，恢复 β 受体密度及对内源性儿茶酚胺的敏感性，改善心肌收缩性能。④拮抗交感神经系统及 RAAS 系统，发挥抗心血管重构的作用，这也是本类药物治疗 CHF 的重要理论基础。⑤具有显著的抗心肌缺血和抗心律失常作用，后者是降低 CHF 猝死率的重要机制。

β受体阻断药治疗 CHF 时应注意：①对扩张型心肌病及缺血性 CHF 疗效最好。严重的容量超负荷和（或）需要正性肌力药物支持的患者，不能使用 β 受体阻断药。②连续用药3个月以上症状方可得到改善。③从小剂量开始给药，逐渐增加剂量至患者能耐受又不产生副作用。④在使用利尿药、ACE 抑制药或地高辛等药物的基础上、病情相对稳定的前提下使用。

2. **血管紧张素转化酶（ACE）抑制药治疗 CHF 的主要作用**　①通过抑制 ACE，减少 Ang Ⅱ、醛固酮的生成和缓激肽的降解，从而减弱 Ang Ⅱ 的收缩血管作用，降低心脏后负荷。②减轻醛固酮所致的水钠潴留，降低心脏前负荷。③增加血中缓激肽含量，扩张血管。④阻止或逆转由 Ang Ⅱ、醛固酮、去甲肾上腺素等所致的心室或血管重构，降低 CHF 患者的病死率，改善预后。本类药物是治疗 CHF 的基础药，不仅能消除或缓解 CHF 的症状，防止或逆转心室肥厚、降低病死率，还可延缓无症状的早期心功能不全患者发展为心力衰竭。所有左心室射血分数下降的 CHF 患者均需长期应用（有禁忌证或不能耐受者除外）。

第二十一章

（一）名词解释

1. 心肌细胞在一次动作电位中，于0相除极后，又出现一次提前除极化。分为早后除极

（发生在动作电位的 2 或 3 相）和迟后除极（发生在动作电位的 4 相）。

2. 一次冲动产生并下传后,沿着环形通路又折回,再次兴奋原来已经兴奋过的心肌,是快速型心律失常产生的重要机制之一。

（二）填空题

1. 浦肯野细胞　K^+　室　静脉

2. 维拉帕米　室上

3. 动作电位时程　K^+　复

4. 窦　心房颤动　心房扑动　室上

（三）选择题

【单项选择题】

1. E　2. C　3. D　4. A　5. C　6. D　7. A　8. B　9. B　10. C　11. C　12. A　13. B　14. E

【多项选择题】

1. ABC　2. ABCD　3. ABCDE

（四）问答题

1. 利多卡因抗心律失常的作用　①降低自律性:利多卡因能轻度抑制浦肯野细胞 4 相 Na^+ 内流和促进 K^+ 外流,减慢 4 相自动除极化速率,降低浦肯野纤维自律性,提高心室致颤阈值。②相对延长有效不应期:促进复极 3 相 K^+ 外流,缩短 APD,相对延长 ERP,有利于消除折返激动。③影响病变区心肌细胞的传导性:治疗量的利多卡因对正常心脏的传导系统无明显影响。当心肌缺血时,可减慢浦肯野细胞的传导,变单向传导阻滞为双向传导阻滞;当低血钾或心肌发生部分除极化时,可加快传导,消除单向传导阻滞,消除折返激动。

利多卡因临床主要用于室性心律失常。特别对急性心肌梗死引起的室性期前收缩、室性心动过速、心室颤动等有较好疗效。

2. 胺碘酮为广谱抗心律失常药,治疗各种室上性和室性心律失常。对心房颤动、心房扑动和室上性心动过速疗效最好,对预激综合征也有较好疗效。静脉注射可用于利多卡因无效的室性心动过速。

口服胺碘酮可引起恶心、便秘等消化道反应。长期使用引起肝损害。静脉注射过快可致窦性心动过缓、房室传导阻滞、低血压等,偶见尖端扭转性室性心律失常、甲状腺功能紊乱。用药超过 3 周,角膜或皮肤组织可出现褐色颗粒沉淀,停药后自行消退。胺碘酮最严重的不良反应是肺间质纤维化。

第二十二章

（一）填空题

1. 舌下含服

2. 普萘洛尔　引起的心室容积增大、射血时间延长、冠状动脉收缩　引起的反射性心率加快、心肌收缩力增强、耗氧增加　适当减少用药剂量　因血压过低导致冠状动脉灌注压降低

3. 稳定

4. 变异

5. 各型心绞痛　急性心肌梗死　急、慢性心功能不全

（二）选择题

【单项选择题】

1. C 2. B 3. E 4. C 5. D 6. A 7. E 8. D 9. A 10. E 11. B 12. E

【多项选择题】

1. ADE 2. ABCDE

（三）问答题

1. ①硝酸酯类：代表药物硝酸甘油，主要作用为扩张外周血管，降低心肌耗氧量；扩张冠状动脉，增加缺血区血液灌注；降低心室壁张力，增加心内膜供血；减慢心率及降低心肌收缩力；保护缺血的心肌细胞。②β受体阻断药：代表药物普萘洛尔，主要作用为降低心肌耗氧量；增加缺血区血液供应；促进氧与血红蛋白分离，增加心肌组织对氧的摄取利用；保护缺血区心肌细胞线粒体的结构与功能、改善缺血区心肌细胞对葡萄糖的摄取和利用、减少缺血区因缺血所致的失钾等作用。③钙通道阻滞药：代表药物硝苯地平，主要作用为降低心肌耗氧量；扩张冠状动脉；保护缺血心肌细胞；抑制血小板聚集。

2.（1）用药前：①明确用药目的。②详细询问患者病史，了解患者是否有用药的禁忌证，如青光眼、快速型心律失常、低血压、颅内出血等。③向患者介绍药物治疗的目的、可能出现的不良反应及其表现。④根据医生开出的药物剂型，指导患者严格遵医嘱正确用药。⑤若采用静脉给药，应事先告知患者及家属不可私自调节滴速。静脉给药不得漏出血管外，结晶完全溶解后方可静脉给药。

（2）用药期间：①静脉滴注时要严格控制药物入量，每5~10min监测生命体征一次，尤其是血压变化，严密观察药物的不良反应，并做好相应的记录，发现异常时配合医生及时处理，有条件者可采用输液泵或微量静脉推注泵给药。②采用半卧位给药，坐起时动作应缓慢，以免直立性低血压的发生。一旦出现头晕，出冷汗、心慌等症状，要立即取平卧位，并要密切观察病情变化。③不主张使用聚氯乙烯材质输液器，以免药物被容器吸收。④教育患者饮食应以低盐、低脂、清淡、易消化、产气少的食物为主，进食不宜过饱，以免加重心脏负担。⑤对药物的疗效作出评价。

第二十三章

（一）填空题

1. 脂蛋白代谢异常 动脉粥样硬化

2. 他汀类 贝特类 胆汁酸结合树脂类 烟酸类

3. 胆汁酸 胆汁酸的肝肠循环

4. 高脂血症 出血性疾病

5. 妊娠期妇女 哺乳期妇女 转氨酶持续升高者

（二）选择题

【单项选择题】

1. C 2. E 3. C 4. B 5. D 6. A 7. D 8. C 9. A 10. B

【多项选择题】

1. AB 2. ABCE

（三）问答题

1. 他汀类药物主要降低血中胆固醇含量，对三酰甘油的影响较小。其通过抑制肝细胞合成胆固醇的限速酶 HMG-CoA 还原酶的活性,使 CH 合成受阻,血浆中 CH 浓度降低,也可以通过负反馈调节使肝细胞表面 LDL 受体数量增加、活性增强,从而能与更多 LDL 结合,并将其转运至外周组织,以此降低血浆中 LDL 浓度。

他汀类药物临床主要用于治疗以胆固醇升高为主的高脂蛋白血症,特别是伴有 LDL-C 升高者可作为首选药,对杂合子家族性或非家族性 Ⅱa 型高脂蛋白血症疗效最好;也可用于继发肾病综合征及 2 型糖尿病的高脂蛋白血症患者;还可预防冠心病。

2. 普罗布考通过抑制胆固醇的早期合成、抑制食物中胆固醇的吸收、促进胆汁酸排泄等,降低 TC、LDL 和 HDL 水平,发挥其调血脂作用;通过阻断脂质过氧化,减少过氧化物的产生,发挥其抗氧化及抗动脉粥样硬化作用,降低冠心病的发病率。

第二十四章

（一）名词解释

根据糖皮质激素分泌的昼夜节律性,可将 1d 或 2d 总药量隔日清晨一次顿服的给药方法。

（二）填空题

1. 增加　增加　减少　减少

2. 足量有效的抗菌药物

3. 氢化可的松　泼尼松龙　肝

4. 促肾上腺皮质激素　医源性肾上腺皮质功能减退症

（三）选择题

【单项选择题】

1. A　2. E　3. B　4. E　5. D　6. B　7. E　8. C　9. E　10. A　11. D　12. E　13. D　14. B　15. C　16. A　17. E　18. C

【多项选择题】

1. ACDE　2. ABCDE　3. BCDE

（四）问答题

1. 糖皮质激素主要用于中毒型感染或同时伴有休克的严重急性感染者,其治疗价值在于迅速缓解症状,防止心、脑等重要器官的严重损害,使患者度过危险期。但因糖皮质激素能降低机体防御能力,必须在有效、足量抗菌药物治疗感染的前提下应用,一般采用大剂量突击疗法。因为目前尚无十分有效的抗病毒和抗真菌药物,病毒和真菌感染一般不用糖皮质激素类药物。

2. 长期应用时,大量外源性糖皮质激素会反馈性抑制垂体促肾上腺皮质激素的分泌,使肾上腺皮质失用性萎缩,内源性激素分泌减少,当突然停药或减量过快时,可出现恶心、呕吐、肌无力、低血糖、低血压等肾上腺皮质功能减退症状,在合并感染、手术、创伤等应激情况时甚至可出现肾上腺危象。

故长期应用糖皮质激素类药应逐渐减量,缓慢停药;停药前后可应用 ACTH 促进肾上腺功能的恢复;停药后 1 年内如遇应激情况应给予糖皮质激素类药。

3. 糖皮质激素类药禁用于药物不能控制的病毒或真菌等感染、活动性结核病、严重高血压、充血性心力衰竭、糖尿病、骨折或创伤修复期、新近胃肠吻合术、角膜溃疡、精神病或癫痫病史、消化性溃疡、库欣综合征等患者,以及妊娠期妇女。

第二十五章

（一）填空题

1. 甲状腺素 三碘甲状腺原氨酸 三碘甲状腺原氨酸
2. 硫脲类 碘和碘化物 放射性碘 β受体阻断药
3. 硫氧嘧啶 咪唑 甲硫氧嘧啶 丙硫氧嘧啶 甲巯咪唑 卡比马唑
4. 过氧化酶 合成 蛋白水解酶 释放
5. 单纯性甲状腺肿 甲亢术前准备 甲状腺危象

（二）选择题

【单项选择题】

1. E 2. C 3. C 4. E 5. B 6. D 7. A 8. B 9. A 10. E 11. C 12. D

【多项选择题】

1. ABC 2. ABDE

（三）问答题

1. 分类及作用特点 ①硫脲类通过抑制过氧化酶抑制甲状腺激素的合成,起效缓慢,长期应用可致甲状腺肿。②大剂量碘主要抑制蛋白水解酶,减少甲状腺激素的释放,起效快,但疗效不能维持,使甲状腺腺体缩小,血管减少,用于甲亢术前准备和甲状腺危象。③放射性碘β射线破坏甲状腺腺泡组织,起到类似手术切除的作用,适用于不宜手术或手术后复发及硫脲类无效或过敏的甲亢患者。④β受体阻断药阻断β受体降低交感神经活性,抑制 T_4 转换为 T_3,是治疗甲亢、甲状腺危象及甲亢术前准备的辅助治疗药物。

2. 作用比较 ①硫脲类药物通过抑制过氧化酶抑制甲状腺激素的合成。大剂量碘主要抑制蛋白水解酶减少甲状腺激素的释放。②硫脲类起效缓慢。大剂量碘起效快,但疗效不能维持。③硫脲类长期应用可致甲状腺肿。大剂量碘使甲状腺腺体缩小,血管减少。④硫脲类主要用于甲亢的内科治疗,甲亢术前准备及甲状腺危象的辅助治疗。大剂量碘用于甲亢术前准备和甲状腺危象。

3. 甲亢手术前宜先应用硫脲类药物将甲状腺功能控制到正常或接近正常,以降低麻醉和手术并发症的发生率,并防止术后发生甲状腺危象。术前2周加服碘剂,使甲状腺腺体缩小变韧,血管减少,以利于手术顺利进行。

第二十六章

（一）名词解释

胰岛素抵抗也称为胰岛素耐受性,指各种原因引起的胰岛素敏感性降低,可分为急性胰岛素抵抗和慢性胰岛素抵抗。

（二）填空题

1. 消化酶 注射 皮下 普通胰岛素
2. 酵解 氧化 合成 分解 异生
3. 低血糖反应 过敏反应 胰岛素抵抗 局部反应
4. 降低血糖 抗利尿作用 影响凝血功能

（三）选择题

【单项选择题】

　1. A　2. D　3. A　4. C　5. C　6. D　7. E　8. E　9. E　10. B　11. C　12. E　13. E

【多项选择题】

　1. ACE　2. ABCD　3. AE　4. ABE

（四）问答题

　1. 胰岛素临床应用　①治疗糖尿病。胰岛素对各型糖尿病均有效,主要用于以下情况:1 型糖尿病;2 型糖尿病经饮食和应用口服降血糖药治疗不能控制者;糖尿病合并有严重感染、创伤、烧伤、高热、手术、妊娠、分娩等疾病者;糖尿病酮症酸中毒或高渗性非酮症性糖尿病昏迷。②纠正细胞内缺钾。用于心肌梗死早期防止心律失常。③其他应用。胰岛素可与 ATP、辅酶 A 等组成能量合剂,用于肾炎、肝炎、肝硬化及心衰等的辅助治疗。

　胰岛素不良反应:①低血糖反应,是胰岛素最常见的不良反应。②过敏反应。多见皮疹、血管神经性水肿,偶见过敏性休克。③胰岛素抵抗。也称为胰岛素耐受性,指各种原因引起的胰岛素敏感性降低。④局部反应。在多次注射部位可出现皮下脂肪萎缩或皮下硬结。

　2. 二甲双胍作用机制可能是增加机体对胰岛素的敏感性,促进外周组织摄取、利用葡萄糖,减少肠道葡萄糖的吸收,抑制糖异生,抑制胰高血糖素释放等。

　二甲双胍临床主要用于治疗轻中度 2 型糖尿病,尤其适用于饮食控制无效的肥胖型患者。

第二十七章

（一）填空题

　1. 拮抗

　2. 降低　黄体功能不足

　3. 蛋白质　同化

　4. 雌激素　孕激素　排卵

（二）选择题

【单项选择题】

　1. E　2. D　3. D　4. B　5. C　6. C　7. A　8. E　9. E　10. C

【多项选择题】

　1. ACDE　2. ABC

（三）问答题

　雌激素的临床应用:①围绝经期综合征。②卵巢功能不全和闭经。③功能性子宫出血。④乳房胀痛。⑤晚期乳腺癌。⑥前列腺癌。⑦痤疮。⑧与孕激素配合,用于避孕。

　孕激素的临床应用:①功能性子宫出血。②痛经和子宫内膜异位症,与雌激素制剂合用,疗效更好。③先兆流产。④子宫内膜腺癌、前列腺肥大或前列腺癌。

第二十八章

（一）填空题

　1. 节律性　强直性

　2. 催产　引产　产后止血

3. β_2

（二）选择题

【单项选择题】

1. A　2. B　3. C　4. C　5. D　6. A　7. D　8. E

【多项选择题】

1. ADE　2. ABCDE

（三）问答题

缩宫素用于催产、引产时，应坚持"小剂量、低浓度、循序增加、专有管理"的原则。①严格掌握剂量，静脉滴注给药时，溶液用氯化钠注射液稀释至每 1ml 中含有 0.01U。静脉滴注开始时不超过 0.001~0.002U/min，15~30min 增加 0.001~0.002U，达到宫缩与正常分娩期相似，根据宫缩和胎儿情况适时调节滴速，最快不超过 0.02U/min，通常为 0.002~0.005U/min。②用药中，若出现宫缩频率过快及强直性收缩，应立即停药，防止胎儿窒息或子宫破裂；若胎儿心音减弱或心率增高至 150 次/min 或更多，无论宫缩如何，都应立即报告医师。③不可与去甲肾上腺素、华法林、肾上腺素、吗啡等合用。④注意妊娠期妇女的情绪变化，对其及时给予安慰及鼓励，取得妊娠期妇女的积极配合。

第二十九章

（一）填空题

1. 阻断 H_1 受体　中枢抑制　抗胆碱　皮肤黏膜过敏性疾病　治疗晕动病　失眠症

2. 中枢抑制　抗胆碱

（二）选择题

【单项选择题】

1. D　2. C　3. D　4. B　5. E　6. C　7. A　8. D　9. A　10. C

【多项选择题】

1. ABCD　2. ABCDE

（三）问答题

①作用：阻断 H_1 受体作用；中枢抑制作用；抗胆碱作用；其他作用。②临床应用：治疗皮肤黏膜变态反应性疾病；治疗晕动病及呕吐；治疗失眠症；人工冬眠。③不良反应和注意事项：中枢抑制现象，驾驶员、高空作业者在工作期间不宜使用，以免发生事故；消化道反应；其他，第二代 H_1 受体阻断药阿司咪唑、特非那定对心肌有毒性作用，可引起心律失常。

第 三 十 章

（一）填空题

1. 铁剂　叶酸　维生素 B_{12}

2. 维生素 K　维生素 B_{12}

3. 鱼精蛋白　氨甲苯酸　维生素 K

4. 华法林　肝素

5. 扩充血容量　抗血栓　改善微循环　利尿

（二）选择题

【单项选择题】

1. D　2. C　3. C　4. D　5. A　6. E　7. E　8. B　9. D　10. E　11. D　12. A　13. C　14. D　15. A　16. D　17. D　18. B

【多项选择题】

1. ACD　2. ABD　3. ADE

（三）问答题

1. 注射铁制剂宜采用深部肌内注射，并应双侧交替，静脉注射则应在穿刺成功后再将药物注入血管内，以免药物渗出导致静脉炎症。少数患者注射铁剂可发生局部肿痛，注射前要检查肌肉局部有无结节、硬块、压痛，若存在要及时理疗、热敷以促进吸收。注射后 0.5~1h 内要注意观察患者有无不适症状。

2. 肝素通过增强抗凝血酶Ⅲ活性而发挥迅速且强大的抗凝作用，在体内和体外均有效。口服不易吸收，临床多采用静脉给药，主要用于防治血栓的形成和栓塞、弥散性血管内凝血（DIC）早期、体外抗凝等。用药过量可引起自发性出血，可缓慢静脉注射硫酸鱼精蛋白对抗。

华法林为人工合成的口服抗凝血药，是维生素 K 拮抗剂，通过抑制有活性的凝血因子Ⅱ、Ⅶ、Ⅸ、Ⅹ的生成，从而使凝血时间延长。对已合成的凝血因子无效，需等待原有凝血因子耗竭后才有抗凝作用，故起效缓慢，维持时间长。华法林体外无抗凝作用。用于防治血栓栓塞性疾病，防止血栓形成或发展。过量易致自发性出血，静脉注射大量维生素 K 对抗。

第三十一章

（一）填空题

1. 支气管扩张药　抗炎性平喘药　抗过敏平喘药

2. 延髓咳嗽　依赖

3. 松弛　沙丁胺醇　特布他林　克仑特罗

4. 糖皮质激素　气雾吸入

（二）选择题

【单项选择题】

1. E　2. C　3. A　4. C　5. B　6. D　7. B　8. B　9. D　10. A　11. A　12. E　13. C　14. E　15. E　16. A　17. D　18. E

【多项选择题】

1. AC　2. ABD　3. ABD

（三）问答题

1. 分类及举例　①支气管扩张药：包括 β_2 受体激动药（如沙丁胺醇）、茶碱类（如氨茶碱）、M 受体阻断药（如异丙托溴铵）。②抗炎性平喘药（如倍氯米松）。③抗过敏平喘药（如色甘酸钠）。

2. 氨茶碱的主要作用　①扩张支气管：可直接松弛支气管平滑肌，降低气道阻力而平喘。②改善心功能：直接作用于心脏，加强心肌收缩力，增加心排血量。③增加肾血流量和肾小球滤过率，产生较弱的利尿作用。

氨茶碱的临床应用：①预防和治疗支气管哮喘，静脉滴注、缓慢静脉注射可用于重症哮喘或哮喘持续状态，口服缓释制剂可预防夜间发作。②治疗慢性阻塞性肺病。③心源性哮喘的辅助治疗。

3. 镇咳药可分为中枢性镇咳药和外周性镇咳药两大类。

中枢性镇咳药可直接抑制延髓咳嗽中枢,起到强大的镇咳作用;外周性镇咳药能明显抑制肺牵张感受器及感觉神经末梢,从而减少咳嗽冲动的传导而止咳。

第三十二章

(一)填空题

1. 阻断 H_2 受体　阻断胃壁细胞 M_1 受体　竞争性阻断促胃泌素受体　抑制胃壁细胞 H^+-K^+-ATP 酶

2. 枸橼酸铋钾　奥美拉唑　阿莫西林　甲硝唑

3. 导泻　利胆　抗惊厥　降压　消炎止痛

4. 活乳酸杆菌干燥　糖类　乳酸　消化不良、腹胀及小儿消化不良性腹泻　抗菌药　吸附剂

(二)选择题

【单项选择题】

1. A　2. E　3. A　4. D　5. B　6. C　7. D　8. C　9. D　10. E　11. C　12. E　13. B　14. C　15. B　16. A

【多项选择题】

1. BCDE　2. ACDE　3. AB

(三)问答题

1. 抗消化性溃疡的药物可分为四大类。①抗酸药:代表药物是氢氧化铝。②抑制胃酸分泌药:又可分为 4 类。即 H_2 受体阻断药,代表药物是西咪替丁;胃壁细胞 H^+-K^+-ATP 酶抑制药,代表药物是奥美拉唑;M_1 受体阻断药,代表药物是哌仑西平;促胃液素受体阻断药,代表药物是丙谷胺。③胃黏膜保护药:代表药物是枸橼酸铋钾。④抗幽门螺杆菌药:常用的药物是阿莫西林、甲硝唑。

2. 不可以。

胰酶遇酸易破坏,可消化口腔黏膜引起溃疡,故用其肠溶片需完整吞服,不宜咀嚼。

第三十三章

(一)名词解释

1. 应用化学药物对病原微生物、寄生虫及恶性肿瘤细胞所致疾病的治疗,简称化疗。

2. 药物与细菌短暂接触后,当血药浓度低于最低抑菌浓度或被消除之后,细菌生长仍受到持续抑制的现象。

3. 某些微生物(真菌、细菌、放线菌等)产生的具有抑制或杀灭其他病原体作用的化学物质。

4. 抗菌药物的抗菌范围。

5. 病原体对化疗药物敏感性降低的现象。

(二)填空题

1. 抗微生物药　抗寄生虫药　抗恶性肿瘤药

2. 最低抑菌浓度(MIC)　最低杀菌浓度(MBC)

3. 抑制细菌细胞壁的合成　影响细菌细胞膜的通透性　抑制菌体蛋白质合成　影响细

菌叶酸代谢　影响细菌核酸代谢

（三）选择题

【单项选择题】

1. C　2. B　3. E　4. C　5. D　6. C　7. A　8. E　9. D　10. A

【多项选择题】

1. AD　2. ABDE

（四）问答题

1. 抑制细菌细胞壁的合成；影响细菌细胞膜的通透性；抑制菌体蛋白质合成；影响细菌叶酸代谢；影响细菌核酸代谢。

2. 产生灭活酶；改变外膜通透性；改变药物作用的靶位；改变自身的代谢途径；增强主动流出系统的功能。

第三十四章

（一）填空题

1. 青霉素类　头孢菌素类　碳青霉烯类　头霉素类　氧头孢烯类　单环 β- 内酰胺类

2. 黏肽　成分缺损　繁殖期杀菌药

3. 大多数革兰氏阳性菌　部分革兰氏阴性球菌　螺旋体　放线菌

4. 肾上腺素

5. 降解

6. 头孢噻肟　头孢唑肟　头孢曲松　头孢他啶　头孢哌酮

（二）选择题

【单项选择题】

1. B　2. C　3. A　4. D　5. A　6. C　7. D　8. C　9. B　10. E　11. A　12. D

【多项选择题】

1. ACE　2. CD

（三）问答题

1. 第一代头孢菌素类对革兰氏阳性菌作用较二、三代强，对革兰氏阴性菌的作用比二代、三代弱，对铜绿假单胞菌、厌氧菌无效。对金葡菌产生的 β- 内酰胺酶较稳定。肾毒性较二、三、四代强。

2. 青霉素类药物过敏反应的防治　①在使用之前一定询问患者有无青霉素 G 过敏史及变态反应性疾病，如哮喘、荨麻疹、花粉症等，对青霉素 G 过敏者禁用。有其他药物过敏史或有变态反应性疾病者慎用。②凡初次注射青霉素 G 或用药间隔 3d 以上者以及用药过程中更换不同厂家、不同批号青霉素时均应做皮肤过敏试验（皮试）。皮试阳性者禁用。皮试阴性者仍有可能发生过敏性休克，故用药后应观察 30min，无反应者方可离去。③青霉素 G 应临用时现配，其最适 pH 5~7.5，静脉滴注时最好选用 0.9% 氯化钠注射液稀释（pH 4.5~7.0）。④应避免在饥饿状态下注射青霉素 G，并避免滥用和局部用药。⑤应用青霉素 G 前及皮试时，应准备好抢救过敏性休克的药物（肾上腺素等）和器材，一旦发生过敏性休克，应及时抢救。抢救措施：立即皮下或肌内注射肾上腺素，必要时可重复用药；严重者可稀释后缓慢静脉注射或静脉滴注肾上腺素；心搏骤停者，可心内注射，酌情加用大剂量糖皮质激素、H_1 受体阻断药；呼吸困难者可给予吸氧或人工呼吸，必要时作气管切开。

第三十五章

（一）填空题

1. 肠溶片　酯类制剂
2. 饭后　缓慢滴注
3. 罗红霉素　克拉霉素　阿奇霉素　地红霉素
4. 抑制细菌蛋白质合成　骨髓炎
5. 革兰氏阳性菌　抑制细菌细胞壁的合成　耐药革兰氏阳性菌
6. 革兰氏阴性杆菌　窄　肾　神经系统

（二）选择题

【单项选择题】

　1. B　2. D　3. E　4. D　5. C　6. C　7. C　8. A　9. A　10. C　11. D　12. A　13. B　14. A　15. B　16. D　17. A　18. E

【多项选择题】

　1. ABDE　2. ABD　3. ACDE　4. ABDE

（三）问答题

1. 不良反应和注意事项　①局部刺激。红霉素刺激性大，口服可出现恶心、呕吐、腹痛、腹泻等胃肠道反应，饭后服用可减轻。因食物可影响吸收，一般应在餐前或餐后3~4h服用。肠溶片应整片吞服，且不能与酸性药同服。静脉给药可引起局部疼痛或血栓性静脉炎，应稀释后缓慢滴注。②肝损害。长期或大量使用红霉素，尤其是酯化红霉素如依托红霉素、琥乙红霉素可引起肝损害，及时停药可自行恢复。应定期检测肝功能，如有异常应立即通知医生。肝功能不全、妊娠期妇女和哺乳期妇女慎用。③耳毒性。红霉素过量应用（＞4g/d）有一定的耳毒性，表现为耳鸣、耳聋等。用药期间注意观察患者有无眩晕、耳鸣等症状，一旦出现，应立即通知医生。应嘱患者多饮水。④过敏反应。偶见药热、药疹等，对大环内酯类过敏者禁用。⑤其他。口服红霉素偶见假膜性肠炎；静脉滴注速度过快易出现心脏毒性，可发生晕厥或猝死。应缓慢静脉滴注。

2. 抗菌特点　林可霉素和克林霉素抗菌谱相同，对革兰氏阳性球菌及各类厌氧菌具有强大抗菌作用，对白喉棒状杆菌、产气荚膜杆菌、人型支原体和沙眼衣原体、多数放线菌也有抑制作用。其中克林霉素较林可霉素抗菌活性更强，且毒性较小，临床更为常用。两药之间有完全交叉耐药性。本类药的抗菌机制是抑制细菌蛋白质合成。因与大环内酯类竞争同一结合位点而产生拮抗作用，故不宜与该类药物合用。

临床应用：本类药主要用于治疗金黄色葡萄球菌引起的骨髓炎，为首选药；还可用于治疗链球菌引起的咽喉炎、中耳炎、肺炎，以及厌氧菌引起的腹腔、口腔和妇科感染等。

第三十六章

（一）填空题

1. 耳毒性　肾毒性　过敏反应　神经肌肉麻痹
2. 碱性　肠道感染　肾皮质　内耳内外淋巴液
3. 革兰氏阴性杆菌　铜绿假单胞菌
4. 鼠疫　兔热病

（二）选择题

【单项选择题】

1. C 2. C 3. A 4. D 5. E 6. D 7. A 8. A 9. B 10. D 11. D 12. B 13. B 14. E

【多项选择题】

1. ACD 2. ACDE 3. ABCE

（三）问答题

1. 主要不良反应和注意事项 ①耳毒性：包括前庭功能和耳蜗功能损伤。用药期间应注意询问患者有无耳鸣、眩晕等早期症状，并进行听力监测，一旦出现早期症状，应立即停药；避免与有耳毒性的药物如强效利尿药等合用，也应避免与能掩盖耳毒性的药物如苯海拉明等抗组胺药合用。肾功能减退者、老人、儿童、哺乳期妇女慎用，妊娠期妇女禁用。②肾毒性：常见蛋白尿、管型尿等，严重者可导致无尿、氮质血症和肾衰竭。用药期间应定期检查肾功能，一旦出现肾功能损害，应调整剂量或停药，并避免与有肾毒性的药物如磺胺类等合用。老年人及肾功能不全者禁用。③过敏反应：皮疹、发热、嗜酸性粒细胞增多多见，也可引起过敏性休克，尤其是链霉素，用药前应作皮试。一旦发生过敏性休克，抢救措施除同青霉素外，还应静脉缓慢注射葡萄糖酸钙抢救。④神经肌肉麻痹：常见于大剂量或静脉滴注速度过快时。可引起肌肉麻痹、心肌抑制、血压下降、四肢瘫痪、呼吸困难甚至呼吸停止。一旦发生，立即注射新斯的明及钙剂进行抢救。氨基糖苷类抗生素严禁静脉推注。避免与肌肉松弛药、全身麻醉药合用；重症肌无力、血钙过低的患者禁用或慎用。

2. 抗菌谱 庆大霉素抗菌谱广，对多数革兰氏阴性菌具有杀灭作用，对铜绿假单胞菌有效；对革兰氏阳性球菌有效。

临床应用：主要用于治疗革兰氏阴性杆菌感染，如败血症、骨髓炎、肺炎、腹腔感染、脑膜炎等；也用于铜绿假单胞菌感染及耐青霉素的金葡菌感染。口服可用于肠道感染。

第三十七章

（一）填空题

1. 骨 牙齿 革兰氏阴性菌 立克次体 支原体 衣原体
2. 伤寒沙门菌 流感嗜血杆菌 灰婴综合征

（二）选择题

【单项选择题】

1. A 2. D 3. A 4. E 5. A 6. C 7. E 8. B 9. D 10. C

【多项选择题】

1. ABCDE 2. ACDE

（三）问答题

1. 不良反应和注意事项 ①局部刺激。口服可引起恶心、呕吐、上腹不适及食管烧灼感等，应饭后服或与食物同服以减轻其胃肠道反应，不宜与牛奶、奶制品同服，与抗酸药同服，应至少间隔2~3h为宜。②二重感染（菌群交替症）。常见的有两种：一是真菌感染，多见，表现为鹅口疮、肠炎、呼吸道炎、尿路感染等，一旦出现，应立即停药并用抗真菌药治疗；二是假膜性肠炎，表现为肠壁坏死、体液渗出、剧烈腹泻甚至脱水或休克等。一旦发生，立即停药，并选用万古霉素或甲硝唑治疗。免疫功能低下的老年患者及幼儿尤易发生，故年老、体弱、免疫功能低下、合用糖皮质激素者应慎用。③影响骨、牙生长。四环素类能与新形成的骨、牙中所沉积的钙结合,从而影响婴幼儿牙齿发育和骨骼的生长。因本类药物易透过胎盘和进入乳汁,故妊娠期妇女、哺乳期妇女、8 岁以下儿童禁用。④其他。长期大剂量应用,可引起肝、肾损坏。肝、肾功能不全者禁用。多西环素易致光敏反应,应提醒患者注意;米诺环素有独特的前庭反应,用药期间不宜从事高空作业、驾驶车辆等。

2. 抗菌特点 氯霉素抗菌谱广,属速效抑菌药。对革兰氏阳性菌和革兰氏阴性菌均有抑制作用,对后者作用较强,尤其对伤寒沙门菌、流感嗜血杆菌作用最强,高浓度时有杀菌作用;对厌氧菌、百日咳杆菌、布鲁杆菌也有较强作用;对立克次体和沙眼衣原体、肺炎衣原体等也有效。

临床应用:因氯霉素毒性反应严重,全身应用可作为伤寒、副伤寒的用药选择,一般不作为首选,其他则少用。局部滴眼可用于治疗各种敏感菌所致的眼内感染。

第三十八章

(一)填空题

1. DNA DNA
2. 二氢叶酸 二氢叶酸
3. 柳氮磺吡啶
4. 甲硝唑

(二)选择题

【单项选择题】

1. D 2. A 3. E 4. A 5. B 6. A 7. C 8. D 9. C 10. D 11. B 12. B 13. C 14. E 15. A

【多项选择题】

1. ABCDE 2. ABC 3. AE 4. ABCD

(三)问答题

1. 用药前 ①应清楚用药目的,首先要了解患者的症状、体征及血、尿常规等实验室检查结果,诊断为细菌感染者以及经病原检查确诊为细菌感染者才能应用抗菌药。②掌握患者基本情况,询问相关的用药史和药物过敏史。③尽早确定感染部位、致病菌的种类及对抗菌药的敏感度。④根据抗菌药的抗菌活性、耐药性、药动学特性及药物敏感度试验结果选择用药。⑤儿童、青少年、妊娠期妇女及哺乳期妇女禁用喹诺酮类抗菌药物。

用药期间:①告诉患者不要与含钙、镁、锌等高价离子的食物或药物合用,以免影响药物的吸收。②嘱咐患者每天多饮水,定时定量用药,消化道反应一般较轻,停药后症状会消失。③若患者合并有消化性溃疡和肝肾功能不良要谨慎用药,并做好观察、检查和防治。④有些药物会引起光敏反应,注意避免阳光和紫外线直接或间接照射。⑤用药后不要从事带危险性操作的工作。⑥出现皮疹、瘙痒、白细胞减少等情况应及时停药。⑦长期用药要注意关节肿胀、疼痛和肌腱炎等症状,一旦出现立即报告医生。⑧原有中枢神经系统疾病患者,例如癫痫及癫痫病史者均应避免应用,有指征时需仔细权衡利弊后应用。⑨避免与能使 Q-T 间期延长的药物(如胺碘酮、奎尼丁等)合用。⑩对喹诺酮类抗菌药的药效做出正确评价。

2. 适当增加饮水量和碱化尿液,能降低磺胺类药物浓度和促进药物的离子化,预防结晶尿,从而减轻肾损害。

3. 复方磺胺甲噁唑是 SMZ 和 TMP 按 5 : 1 比例制成的复方制剂,复方磺胺甲噁唑通过双重阻断机制,协同阻断细菌四氢叶酸合成,抗菌活性可增强数倍至数十倍,甚至呈现杀菌作用,且抗菌谱扩大,并减少细菌耐药性的产生。

第三十九章

（一）填空题

1. 抗生素类 唑类 丙烯胺类 嘧啶类

2. 两性霉素 B 氟康唑

3. 阿昔洛韦

4. 核苷类逆转录酶

（二）选择题

【单项选择题】

1. A 2. B 3. E 4. B 5. E 6. A 7. B 8. C 9. C 10. D

【多项选择题】

1. AD 2. ACD

（三）问答题

1. 不良反应和注意事项 ①静脉滴注时可出现寒战、高热、头痛、恶心和呕吐,有时可出现血压下降、眩晕等,静脉滴注过快可出现心室颤动和心搏骤停。②尚有肾损害、低钾血症和贫血,偶见过敏反应。③为减轻用药初期寒战、高热等不良反应的发生,可静脉滴注前加用解热镇痛抗炎药和抗组胺药,滴注液中加一定量的氢化可的松或地塞米松,并加强监护。④两性霉素 B 禁用 0.9% 氯化钠注射液稀释,需用 5% 葡萄糖注射液稀释。⑤用药期间应定期做血钾、血常规、尿常规、肾功能和心电图检查。

2. 临床应用 治疗单纯疱疹病毒感染的首选药。局部用于治疗疱疹性角膜炎、单纯疱疹和带状疱疹;口服或静脉注射可治疗单纯疱疹脑炎、生殖器疱疹、免疫缺陷患者单纯疱疹感染等。

不良反应:较少,可见皮疹、恶心、食欲缺乏等。静脉给药可见静脉炎。静脉给药时,须选择较粗的血管,定期更换给药部位,以免引起静脉炎。由于药物在尿中溶解度较低,易在肾小管内析出结晶,因此可引起暂时性的肾功能不全,可通过减慢注射速度、控制剂量及增加饮水等方法以减轻肾损害。不宜与氨基糖苷类等有肾毒性的药物配伍。肾功能不全、小儿及哺乳期妇女慎用,妊娠期妇女禁用。

第 四 十 章

（一）填空题

1. 结核分枝菌酸 静止期 繁殖期

2. 异烟肼 利福平 乙胺丁醇 吡嗪酰胺 链霉素

（二）选择题

【单项选择题】

1. C 2. B 3. D 4. C 5. A 6. D 7. B 8. B 9. A 10. C 11. D 12. A 13. D 14. A 15. E

【多项选择题】

1. ACDE 2. ABCDE 3. ABDE 4. ACDE

（三）问答题

1. 用药前 ①应清楚用药目的。②了解患者患有哪种结核病,感染结核的时间,是初治还是复治,身体状况能否耐受药物,有无药物过敏史。③应清楚患者是否患有严重肾功能不全、严重肝功能不全、血液及造血系统疾病及神经系统疾病;如确认患者有严重肝功能异常、癫痫、精神病、糖尿病、胆道阻塞、消化道溃疡、过敏、妊娠、哺乳等禁用或慎用异烟肼。④结核病是一种慢性消耗性疾病,治疗时间较长,且需联合用药,规律用药,嘱咐患者不可擅自减量、停药及更换药物,不能随意更改化疗方案。⑤指导患者合理用药,应严格遵守抗结核药的应用原则。⑥嘱咐患者用药期间注重加强营养等。

用药期间:①遵医嘱用药。②应严密监测患者的肝功能及神经系统毒性,并及时采取措施。③服用维生素 B_6 以防治异烟肼的神经毒性。④单用易产生耐药性需要视病情联合用药。⑤主动向患者解释定期检查肝功能的必要性。⑥异烟肼属于药酶抑制剂,可干扰乙醇代谢,用药期间不宜饮酒。⑦对药效作出正确评价。

2. 不良反应和注意事项 ①消化道反应,常见恶心、呕吐、腹痛、腹泻,一般不严重。②肝损害,为主要不良反应,表现为黄疸、转氨酶升高、肝大等。与异烟肼合用可加重肝损害,应注意监测肝功能。③过敏反应,少数患者可出现药热、皮疹,偶见白细胞和血小板减少等。④神经系统反应,可见头痛、眩晕、嗜睡、乏力、视物模糊和运动失调等症状。⑤用利福平期间,指导患者空腹用药,宜晨起顿服,以避免食物影响吸收;提前告知患者,利福平的排泄物可将汗液、唾液、泪液、尿液、粪便等染成橘红色,对健康无影响,避免出现恐慌情绪。

第四十一章

（一）填空题

1. 控制疟疾症状 治疗阿米巴肝脓肿 治疗自身免疫性疾病
2. 氯喹 伯氨喹 乙胺嘧啶 青蒿素
3. 抗阿米巴作用 抗滴虫 抗贾第鞭毛虫 抗厌氧菌
4. 氯喹 甲硝唑 吡喹酮 乙胺嗪

（二）选择题

【单项选择题】

1. C 2. D 3. E 4. B 5. E 6. D 7. D 8. A 9. B 10. D 11. C 12. E 13. A 14. A

【多项选择题】

1. BCE 2. ABDE 3. ABD

（三）问答题

1. 控制疟疾症状的首选药,治疗阿米巴肝脓肿,治疗自身免疫性疾病。
2. 抗阿米巴作用,治疗肠内、肠外阿米巴病;抗滴虫作用,治疗滴虫病;抗贾第鞭毛虫,治疗贾第鞭毛虫病最有效药物;抗厌氧菌,用于厌氧菌感染的治疗。

第四十二章

（一）填空题

1. 体表 器械 器具 排泄物 周围环境
2. 药物本身的理化因素 药物浓度 作用时间 药物配制所用的溶媒

（二）选择题

【单项选择题】

1. B　2. C　3. A　4. E　5. D　6. A　7. D　8. B

【多项选择题】

1. ABDE　2. ABCE　3. ABCDE

（三）问答题

（1）药物本身因素：①药物本身的理化因素。②药物浓度。一般来说，随浓度的增加，效果提高，但有些药物需选择合适的浓度。③作用时间。作用时间越长，杀菌抑菌效果越好，但其不良反应将加大。④药物配制所用的溶媒，溶媒不同可以影响药物的抗菌效能。

（2）环境因素：①药物作用部位的有机物。如病变部位有大量脓血等蛋白质有机物，其抗菌效能将减弱。②药物溶液 pH。影响药物对微生物细胞膜的吸附性和穿透性。③温度和湿度。

第四十三章

（一）名词解释

1. 对细胞增殖周期中各阶段均有抑制作用甚至对 G_0 期细胞有杀伤作用的抗恶性肿瘤药。

2. 对细胞增殖周期中某一阶段有抑制作用而对 G_0 期细胞不敏感的抗恶性肿瘤药。

（二）填空题

1. 烷化剂　抗代谢药　抗肿瘤抗生素　抗肿瘤植物药　抗肿瘤激素类药　其他类抗肿瘤药

2. 细胞周期特异性药物　细胞周期非特异性药物

3. 抑制二氢叶酸还原酶　儿童急性白血病　干扰嘌呤代谢、阻碍核酸合成　儿童急性淋巴细胞性白血病

4. 甲氨蝶呤　巯嘌呤　氟尿嘧啶　阿糖胞苷　长春碱　长春新碱

（三）选择题

【单项选择题】

1. B　2. E　3. C　4. D　5. D　6. A　7. D　8. A　9. C　10. E

【多项选择题】

1. BCD　2. AD　3. ABCDE　4. ABCDE

（四）问答题

1. 可分为干扰核酸合成药、影响 DNA 结构与功能药、干扰转录过程阻止 RNA 合成药、干扰蛋白质合成药、影响体内激素平衡药五类。

2. 消化道反应，骨髓抑制，皮肤、毛发损害，肝、肾毒性，免疫抑制，心脏毒性，肺损害等。

第四十四章

（一）名词解释

1. 一类能够抑制机体免疫反应的药物。

2. 一类能通过激活机体免疫系统，提高机体原来处于低下状态的免疫功能，并用于治疗与免疫功能低下有关疾病的药物。

（二）填空题

1. 防治器官移植时排斥反应　自身免疫性疾病

2. 免疫缺陷性疾病　慢性感染　肿瘤

（三）选择题

【单项选择题】

1. A　2. D　3. C　4. C　5. D　6. E　7. E　8. B　9. D　10. E

【多项选择题】

1. BCDE　2. ACE

（四）问答题

1. 常用的免疫抑制剂　①肾上腺糖皮质激素类,如泼尼松等。②钙调磷酸酶抑制剂,如环孢素等。③抗增殖/抗代谢类,如西罗莫司、硫唑嘌呤等。④抗体类,如抗淋巴细胞球蛋白等。⑤中药有效成分,雷公藤总苷等。免疫抑制剂主要用于防治器官移植时排斥反应和自身免疫性疾病,以减轻免疫反应。

2. 干扰素具有广谱抗病毒、抑制肿瘤细胞增殖及免疫调节作用,主要用于多种恶性肿瘤,包括毛状细胞性白血病、恶性黑色素瘤、艾滋病相关卡波西肉瘤等,亦可作为放疗、化疗及手术的辅助治疗药物及病毒性疾病的防治。

第四十五章

（一）名词解释

患者使用阿托品后,出现瞳孔较前扩大、口干、皮肤干燥、颜面潮红、心率增快（90~100次/min）和肺湿啰音消失的表现。

（二）填空题

1. M　M　N　中枢

2. 阿托品　氯解磷定

3. 巯基解毒药　金属络合解毒药

4.（亚硝酸盐引起的）高铁血红蛋白血症　硫代硫酸钠　氰化物中毒

5. 维生素 K_1　乙酰胺。

（三）选择题

【单项选择题】

1. E　2. D　3. B　4. D　5. C　6. D　7. E　8. D　9. A　10. B

【多项选择题】

1. AD　2. ABC

（四）问答题

1. 阿托品能对抗有机磷中毒的 M 样症状,同时又能通过血脑屏障进消除部分中枢症状,但不能阻断 N_M 受体,对肌束颤动无效,也不能使胆碱酯酶复活;氯解磷定能迅速解除肌束震颤等 N 样症状,但对 M 样症状疗效差,对体内堆积的乙酰胆碱无直接对抗作用。有机磷酸酯类中毒时合用阿托品和氯解磷定,二者效用互补,联用能明显提高疗效。

2. 高铁血红蛋白形成剂（如亚硝酸盐或亚甲蓝）可使部分亚铁血红蛋白氧化为高铁血红蛋白,由于高铁血红蛋白的 Fe^{3+} 与氰化物有高度亲和力,结合成氰化高铁血红蛋白,可以阻止氰化物与组织的细胞色素氧化酶结合,又因所形成的高铁血红蛋白还能夺取已与细胞色素氧化酶结合的氰离子,恢复酶的活性,从而产生解毒作用。但因氰化高铁血红蛋白仍可部分离解出 CN^- 产生毒性,所以需与供硫剂(硫代硫酸钠)合用,供硫剂提供的硫原子能与 CN^- 生成无毒的硫氰酸盐,从尿中排出体外,从而达到彻底解毒的目的。因此,氰化物中毒的解救必须联合应用高铁血红蛋白形成剂和供硫剂。

四、综合测试练习

综合测试练习(一)

(一)名词解释(每题 3 分,计 15 分)

1. 血浆半衰期
2. 效能
3. 治疗指数
4. 极量
5. 生物利用度

(二)填空题(每空格 0.5 分,计 15 分)

1. 药物的不良反应包括_____、_____、_____、_____、_____、_____、_____、_____等。

2. 去甲肾上腺素的主要不良反应有_____和_____。

3. 地西泮的主要作用有_____、_____、_____和_____。

4. 氨基糖苷类抗生素的共同不良反应有_____、_____、_____、_____。

5. 小剂量碘参与_____,临床可用于防治_____;大剂量碘可产生_____作用,临床可用于_____和_____,通常与_____合用。

6. 抗心律失常药分为四类:_____、_____、_____、_____。

7. 肝素过量引起的出血选用_____,长期使用广谱抗生素引起的出血选用_____。

(三)选择题

【单项选择题】(每题 0.5 分,计 45 分)

1. 药效学是研究
   A. 药物的临床疗效
   B. 提高药物疗效的途径
   C. 如何改善药物质量
   D. 机体如何对药物进行处理
   E. 药物对机体的作用及作用机制

2. 引起药物副作用的剂量是
   A. 治疗量
   B. 小于治疗量
   C. 半数有效量
   D. 极量
   E. 中毒量

3. 药物的极量指
   A. 一次量
   B. 一日总量
   C. 疗程总量
   D. 中毒量
   E. 最大治疗量

4. 属于后遗效应的是
   A. 地高辛引起的心律失常
   B. 青霉素引起的过敏性休克
   C. 呋塞米引起的耳毒性
   D. 巴比妥类药催眠后所致的次晨宿醉现象

E. 阿司匹林引起的出血

5. 药物的治疗指数是

A. ED_{50}/LD_{50}　　　　　　B. LD_{50}/ED_{50}　　　　　　C. LD_5/ED_{95}

D. ED_{99}/LD_1　　　　　　E. ED_{95}/LD_5

6. 表示药物安全性的参数是

A. 阈剂量　　　　　　B. ED_{50}　　　　　　C. LD_{50}

D. 治疗指数　　　　　　E. 效能

7. 丙磺舒与青霉素合用,丙磺舒可以

A. 减少青霉素的代谢　　　　　　B. 减少青霉素的排泄

C. 对细菌代谢有双重阻断作用　　　　　　D. 延缓抗药性产生

E. 促进青霉素的分布

8. 药物的作用强度,主要取决于

A. 药物在血液中的浓度　　　　　　B. 药物在靶器官的浓度大小

C. 药物排泄的速率大小　　　　　　D. 药物与血浆蛋白结合率之高低

E. 药物的剂型

9. 苯巴比妥中毒时,可促进其排泄的药物是

A. 阿托品　　　　　　B. 氯化铵　　　　　　C. 碳酸氢钠

D. 维生素 C　　　　　　E. 阿司匹林

10. 药物发生超敏反应的主要因素是

A. 药物的剂量　　　　　　B. 药物的剂型　　　　　　C. 给药途径

D. 患者的体质　　　　　　E. 患者的年龄

11. 药物的代谢的主要器官是

A. 汗腺　　　　　　B. 肾　　　　　　C. 胆汁

D. 肺　　　　　　E. 肝

12. 药物作用起效的快慢取决于

A. 药物的吸收速度　　　　　　B. 药物的排泄速度　　　　　　C. 药物的转运方式

D. 药物的化学结构　　　　　　E. 药物的代谢速度

13. 阿司匹林与华法林合用可使后者的作用增强,是因为阿司匹林可以

A. 促进华法林的吸收　　　　B. 减少华法林的代谢　　　　C. 减少华法林的排泄

D. 影响华法林的分布　　　　E. 影响华法林的转运

14. 属于对因治疗的是

A. 急性扁桃体炎使用青霉素　　　　　　B. 发热使用对乙酰氨基酚

C. 头痛使用阿司匹林　　　　　　D. 咳嗽使用可待因

E. 失眠使用地西泮

15. 长期应用某药后需要增加剂量才能奏效,这种现象称为

A. 过敏性　　　　　　B. 耐受性　　　　　　C. 高敏性

D. 习惯性　　　　　　E. 适应性

16. 胆碱能神经**不包括**

A. 交感、副交感神经节前纤维　　　　　　B. 交感神经节后纤维的大部分

C. 副交感神经节后纤维　　　　　　D. 运动神经

E. 支配汗腺的分泌神经

17. 乙酰胆碱作用消失主要依赖于
    A. 摄取 1　　　　　　　B. 摄取 2　　　　　　　C. 胆碱乙酰转移酶的作用
    D. 胆碱酯酶水解　　　　E. MAO 水解

18. **不属于** β 受体激动药所产生的效应是
    A. 支气管舒张　　　　　B. 血管扩张　　　　　　C. 心脏兴奋
    D. 瞳孔扩大　　　　　　E. 肾素分泌

19. 去甲肾上腺素静脉滴注时间过长引起的最严重的不良反应是
    A. 心脏抑制　　　　　　B. 耳毒性　　　　　　　C. 骨髓抑制
    D. 肝损害　　　　　　　E. 急性肾损伤

20. 毛果芸香碱的缩瞳机制是
    A. 阻断虹膜 α 受体,开大肌松弛
    B. 阻断虹膜 M 胆碱受体,括约肌松弛
    C. 激动虹膜 α 受体,开大肌收缩
    D. 激动虹膜 M 胆碱受体,括约肌收缩
    E. 抑制胆碱酯酶,使乙酰胆碱增多

21. 治疗青光眼可选用
    A. 阿司匹林　　　　　　B. 阿托品　　　　　　　C. 毛果芸香碱
    D. 东莨菪碱　　　　　　E. 新斯的明

22. 新斯的明主要用于治疗
    A. 阵发性室上性心动过速　　　　B. 阿托品中毒
    C. 青光眼　　　　　　　　　　　D. 重症肌无力
    E. 机械性肠梗阻

23. 有机磷酸酯类中毒症状中,**不属于** M 样症状的是
    A. 瞳孔缩小　　　　　　B. 流涎流泪流汗　　　　C. 腹痛腹泻
    D. 小便失禁　　　　　　E. 肌颤

24. 可以使胆碱酯酶复活,用于解救有机磷酸酯类中毒的药物是
    A. 氯解磷定　　　　　　B. 阿托品　　　　　　　C. 利多卡因
    D. 肾上腺素　　　　　　E. 地高辛

25. 用于各种手术维持肌松的长效非除极化型肌松药是
    A. 麻黄碱　　　　　　　B. 琥珀胆碱　　　　　　C. 毒扁豆碱
    D. 安贝氯铵　　　　　　E. 泮库溴铵

26. 治疗胆绞痛应选用
    A. 阿托品　　　　　　　B. 阿托品 + 哌替啶　　　C. 哌替啶
    D. 阿司匹林　　　　　　E. 溴丙胺太林

27. 治疗房室传导阻滞可选用
    A. 去甲肾上腺素　　　　B. 新斯的明　　　　　　C. 吗啡
    D. 利多卡因　　　　　　E. 阿托品

28. 阿托品**禁用于**
    A. 窦性心动过缓　　　　B. 肾绞痛　　　　　　　C. 胆绞痛

D. 前列腺肥大   E. 感染性休克

29. 阿托品对有机磷酸酯类中毒症状**无效**的是
    A. 流涎   B. 瞳孔缩小   C. 大小便失禁
    D. 肌肉震颤   E. 腹痛

30. 关于东莨菪碱的叙述,**错误**的是
    A. 可抑制中枢   B. 具抗震颤麻痹作用   C. 对心血管作用较弱
    D. 增加唾液分泌   E. 抗晕动病

31. 外周血管痉挛性疾病可选用
    A. 山莨菪碱   B. 异丙肾上腺素   C. 间羟胺
    D. 普萘洛尔   E. 酚妥拉明

32. 用于诊断嗜铬细胞瘤的药物是
    A. 肾上腺素   B. 酚妥拉明   C. 阿托品
    D. 组胺   E. 普萘洛尔

33. 防治硬膜外麻醉引起的低血压可选用
    A. 肾上腺素   B. 去甲肾上腺素   C. 麻黄碱
    D. 多巴胺   E. 异丙肾上腺素

34. 酚妥拉明临床**不用于**治疗
    A. 肾上腺嗜铬细胞瘤   B. 支气管哮喘   C. 难治性充血性心力衰竭
    D. 休克   E. 外周血管痉挛性疾病

35. 肾上腺素**禁用于**
    A. 支气管哮喘急性发作   B. 甲亢   C. 过敏性休克
    D. 心搏骤停   E. 局部止血

36. 可使肾血管扩张的药物是
    A. 多巴胺   B. 去甲肾上腺素   C. 肾上腺素
    D. 去氧肾上腺素   E. 阿托品

37. 普鲁卡因**不用于**
    A. 蛛网膜下隙麻醉   B. 浸润麻醉   C. 表面麻醉
    D. 传导麻醉   E. 硬膜外麻醉

38. 治疗新生儿惊厥宜采用
    A. 水合氯醛灌肠   B. 水合氯醛口服   C. 水合氯醛静脉注射
    D. 地西泮口服   E. 地西泮肌内注射

39. 苯巴比妥过量中毒,为了促使其排泄,可采用碳酸氢钠
    A. 碱化尿液,使解离度增大,增加肾小管再吸收
    B. 碱化尿液,使解离度减小,增加肾小管再吸收
    C. 碱化尿液,使解离度增大,减少肾小管再吸收
    D. 酸化尿液,使解离度增大,减少肾小管再吸收
    E. 酸化尿液,使解离度减小,减少肾小管再吸收

40. 临床常用的镇静催眠药是
    A. 地西泮   B. 苯巴比妥   C. 水合氯醛
    D. 纳洛酮   E. 卡马西平

41. 治疗氯丙嗪引起的低血压应选用
 A. 肾上腺素   B. 多巴胺   C. 麻黄碱
 D. 去甲肾上腺素   E. 异丙肾上腺素

42. 氯丙嗪长期大剂量应用最严重的不良反应是
 A. 胃肠道反应   B. 直立性低血压   C. 中枢神经系统反应
 D. 锥体外系反应   E. 超敏反应

43. 氯丙嗪对下列原因引起的呕吐**无效**的是
 A. 癌症   B. 晕动病   C. 胃肠炎
 D. 使用吗啡后   E. 放射病

44. 吗啡急性中毒致死的主要原因是
 A. 依赖性   B. 心脏抑制   C. 抑制呼吸
 D. 急性肾损伤   E. 急性肝衰竭

45. 治疗心源性哮喘应选用
 A. 异丙肾上腺素   B. 肾上腺素   C. 地塞米松
 D. 普萘洛尔   E. 哌替啶

46. 治疗吗啡急性中毒可选用
 A. 多巴胺   B. 肾上腺素   C. 咖啡因
 D. 纳洛酮   E. 利多卡因

47. 治疗癫痫持续状态首选
 A. 地西泮静脉注射   B. 硫喷妥钠静脉注射   C. 硫酸镁静脉注射
 D. 卡马西平静脉注射   E. 吗啡静脉注射

48. 解热镇痛药的镇痛作用机制是
 A. 阻断传入神经的冲动传导   B. 降低感觉纤维感受器的敏感性
 C. 抑制 PG 的合成   D. 激动阿片受体
 E. 激动多巴胺受体

49. 可引起瑞氏综合征的药物是
 A. 阿托品   B. 阿司匹林   C. 哌替啶
 D. 氯丙嗪   E. 苯妥英钠

50. 小剂量可防止血栓形成的药物是
 A. 布洛芬   B. 苯妥英钠   C. 阿司匹林
 D. 氯氮平   E. 阿米替林

51. 长期应用可引起叶酸缺乏的药物是
 A. 螺内酯   B. 阿托品   C. 苯妥英钠
 D. 地西泮   E. 阿司匹林

52. 可用于治疗抑郁症的药物是
 A. 氯丙嗪   B. 碳酸锂   C. 阿米替林
 D. 五氟利多   E. 氟哌啶醇

53. 高血压伴心绞痛患者宜选用
 A. 可乐定   B. 普萘洛尔   C. 肼屈嗪
 D. 氢氯噻嗪   E. 卡托普利

54. 伴有溃疡病的高血压患者**不宜**选用
    A. 可乐定　　　　　　　B. 甲基多巴　　　　　　C. 利血平
    D. 硝苯地平　　　　　　E. 普萘洛尔

55. 关于氢氯噻嗪的叙述,**错误**的是
    A. 痛风患者慎用　　　　B. 可引起高钾血症　　　C. 糖尿病患者慎用
    D. 可用于心性水肿　　　E. 可引起高脂血症

56. 具有抗心血管重构作用的药物是
    A. 卡托普利　　　　　　B. 利血平　　　　　　　C. 哌唑嗪
    D. 氢氯噻嗪　　　　　　E. 可乐定

57. 属于钠通道阻滞药的抗心律失常药物是
    A. 利血平　　　　　　　B. 胺碘酮　　　　　　　C. 利多卡因
    D. 维拉帕米　　　　　　E. 普萘洛尔

58. 治疗阵发性室上性心动过速的首选药是
    A. 利多卡因　　　　　　B. 维拉帕米　　　　　　C. 普萘洛尔
    D. 苯妥英钠　　　　　　E. 胺碘酮

59. 变异型心绞痛**不宜**单独使用的药物是
    A. 硝酸甘油　　　　　　B. 普萘洛尔　　　　　　C. 硝苯地平
    D. 维拉帕米　　　　　　E. 硝酸异山梨酯

60. 地高辛**不能**用于治疗
    A. 室性期前收缩　　　　　　　　B. 慢性心力衰竭
    C. 阵发性室上性心动过速　　　　D. 心房扑动
    E. 心房颤动

61. 普萘洛尔、硝酸甘油、硝苯地平治疗心绞痛的共同作用是
    A. 减慢心率　　　　　　B. 缩小心室容积　　　　C. 扩张冠脉
    D. 降低心肌氧耗量　　　E. 抑制心肌收缩力

62. 肝素的抗凝作用机制是
    A. 络合钙离子
    B. 抑制血小板聚集
    C. 加速凝血因子 IXa、Xa、XIa 和 $XIIa$ 的灭活
    D. 激活纤溶酶
    E. 影响凝血因子 II、VII、IX 和 X 的活化

63. 氨甲苯酸的最佳适应证是
    A. 长期使用广谱抗生素引起的出血　　B. 肺咯血
    C. 新生儿出血　　　　　　　　　　　D. 香豆素过量所致的出血
    E. 纤溶亢进所致的出血

64. 可促进铁吸收的是
    A. 茶叶　　　　　　　　B. 牛奶　　　　　　　　C. 四环素
    D. 碳酸钙　　　　　　　E. 维生素 C

65. 长期使用叶酸拮抗剂所致的巨幼红细胞性贫血应选用
    A. 硫酸亚铁　　　　　　B. 枸橼酸铁胺　　　　　C. 叶酸

D. 亚叶酸　　　　　　　　　E. 维生素 B_{12}

66. 维生素 K 对下列疾病所致的出血**无效**的是
    - A. 新生儿出血
    - B. 华法林过量引起的出血
    - C. 肝素过量引起的自发性出血
    - D. 长期使用广谱抗生素引起的出血
    - E. 梗阻性黄疸引起的出血

67. 选择性作用于 β_2 受体的平喘药是
    - A. 异丙肾上腺素
    - B. 异丙托溴铵
    - C. 氨茶碱
    - D. 特布他林
    - E 肾上腺素

68. 用于平喘的 M 胆碱受体阻断药是
    - A. 哌仑西平
    - B. 异丙托溴铵
    - C. 阿托品
    - D. 后阿托品
    - E. 氨茶碱

69. 仅用于预防哮喘发作,不能控制哮喘发作的药物是
    - A. 色甘酸钠
    - B. 氨茶碱
    - C. 沙丁胺醇
    - D. 异丙托溴铵
    - E. 倍氯米松

70. 具有中枢和外周双重作用的镇咳药是
    - A. 可待因
    - B. 右美沙芬
    - C. 溴己新
    - D. 苯丙哌林
    - E. 苯佐那酯

71. 可待因主要用于治疗
    - A. 剧烈的刺激性干咳
    - B. 肺炎引起的咳嗽
    - C. 上呼吸道感染引起的咳嗽
    - D. 支气管哮喘
    - E. 多痰、黏痰引起的剧咳

72. 属于 H^+-K^+-ATP 酶抑制药的是
    - A. 雷尼替丁
    - B. 枸橼酸铋钾
    - C. 奥美拉唑
    - D. 丙谷胺
    - E. 哌仑西平

73. 关于多潘立酮的叙述,**错误**的是
    - A. 易引起锥体外系反应
    - B. 不易通过血脑屏障
    - C. 为多巴胺受体阻滞药
    - D. 具有胃动力作用
    - E. 具有止吐作用

74. 枸橼酸铋钾抗消化性溃疡作用的机制是
    - A. 抑制 H^+-K^+-ATP 酶
    - B. 阻断壁细胞促胃液素受体
    - C. 阻断壁细胞 H_2 受体
    - D. 阻断壁细胞 M_1 受体
    - E. 保护胃黏膜

75. 糖皮质激素隔日疗法的给药时间是
    - A. 隔日中午
    - B. 隔日下午
    - C. 隔日晚上
    - D. 隔日午夜
    - E. 隔日早上

76. 糖皮质激素的药理作用**不包括**
    - A. 抗炎作用
    - B. 抗免疫作用
    - C. 抗菌作用
    - D. 抗休克作用
    - E. 抗毒作用

77. 长期大量应用糖皮质激素类药物可引起
    - A. 骨质疏松
    - B. 粒细胞减少症
    - C. 血小板减少症

D. 过敏性紫癜　　　　　　E. 枯草热

78. 治疗呆小病的主要药物是

A. 他巴唑　　　　　　B. 卡比马唑　　　　　　C. 丙硫氧嘧啶

D. 甲状腺素　　　　　E. 大剂量碘剂

79. 属于 α- 葡萄糖苷酶抑制药,尤其适用于空腹血糖正常而餐后血糖明显升高患者的药物是

A. 格列齐特　　　　　B. 阿卡波糖　　　　　　C. 甲苯磺丁脲

D. 二甲双胍　　　　　E. 瑞格列奈

80. 治疗急性扁桃腺炎的首选药物是

A. 罗红霉素　　　　　B. 哌拉西林　　　　　　C. 万古霉素

D. 青霉素 G　　　　　E. 头孢哌酮

81. 治疗梅毒感染的首选药物是

A. 阿奇霉素　　　　　B. 头孢氨苄　　　　　　C. 苯唑西林

D. 庆大霉素　　　　　E. 青霉素 G

82. 耐药性金葡菌感染可选用

A. 阿莫西林　　　　　B. 氨苄西林　　　　　　C. 哌拉西林

D. 苯唑西林　　　　　E. 羧苄西林

83. 对肾毒性最小的头孢菌素类药物是

A. 头孢唑林　　　　　B. 头孢噻吩　　　　　　C. 头孢孟多

D. 头孢氨苄　　　　　E. 头孢他定

84. 对铜绿假单胞菌**无效**的抗生素是

A. 克林霉素　　　　　B. 阿米卡星　　　　　　C. 庆大霉素

D. 哌拉西林　　　　　E. 头孢曲松

85. 对支原体感染有效的抗生素是

A. 阿奇霉素　　　　　B. 庆大霉素　　　　　　C. 青霉素 G

D. 苯唑西林　　　　　E. 头孢唑林

86. 氯霉素最严重的不良反应是

A. 心律失常　　　　　B. 肺水肿　　　　　　　C. 急性肾损伤

D. 脑梗死　　　　　　E. 骨髓抑制

87. 喹诺酮类药物的抗菌作用机制是

A. 抑制细菌二氢叶酸合成酶　　　　B. 抑制细菌二氢叶酸还原酶

C. 抑制细菌 DNA 促旋酶　　　　　　D. 抑制细菌细胞壁合成

E. 抑制细菌蛋白质合成

88. 治疗厌氧菌首选药物是

A. 氯霉素　　　　　　B. 阿奇霉素　　　　　　C. 氧氟沙星

D. 甲氧苄啶　　　　　E. 甲硝唑

89. 关于抗结核病药的叙述,**错误**的是

A. 异烟肼是一线抗结核病药

B. 抗结核病药单用易产生耐药性

C. 链霉素的穿透力强

D. 乙胺丁醇大剂量长期应用可致球后视神经炎

E. 利福平与异烟肼合用可加重肝损害

90. 患者,男,28岁,近10d小便灼痛,近2~3d来小便疼痛难忍,小便时尿道口有较多黄绿色脓性分泌物,查出淋病奈瑟菌,患者有青霉素过敏史。该患者宜选用

    A. 红霉素   B. 大观霉素   C. 青霉素G

    D. 四环素   E. 链霉素

【多项选择题】(每题1分,计10分)

91. 氨基糖苷类抗生素的共性是

    A. 口服易吸收   B. 不易透过血脑屏障

    C. 大部分以原形由肾排泄   D. 可引起耳毒性

    E. 可引起肾毒性

92. 肾上腺素可用于治疗

    A. 过敏性休克   B. 支气管哮喘   C. 心搏骤停

    D. 心源性哮喘   E. 呼吸衰竭

93. 作用于S期的抗恶性肿瘤药包括

    A. 环磷酰胺   B. 甲氨蝶呤   C. 氟尿嘧啶

    D. 长春新碱   E. 司莫司汀

94. 青光眼患者禁用

    A. 阿托品   B. 呋塞米   C. 喷托维林

    D. 阿司匹林   E. 东莨菪碱

95. 糖皮质激素的禁忌证包括

    A. 水痘   B. 严重高血压   C. 系统性红斑狼疮

    D. 霉菌感染   E. 支气管哮喘

96. 普萘洛尔可用于治疗

    A. 高血压   B. 心动过速   C. 心绞痛

    D. 甲状腺功能亢进   E. 偏头痛

97. 强心苷的不良反应包括

    A. 消化道反应   B. 神经系统反应   C. 房室传导阻滞

    D. 室性心律失常   E. 窦性心动过缓

98. 对青霉素G耐药的细菌感染,可选用的药物包括

    A. 庆大霉素   B. 阿莫西林   C. 阿奇霉素

    D. 头孢唑林   E. 利福平

99. 儿童**不宜**使用的药物包括

    A. 四环素   B. 卡比马唑   C. 环丙沙星

    D. 氨苄西林   E. 阿司匹林

100. 抑制胃酸分泌的药物包括

    A. 雷尼替丁   B. 兰索拉唑   C. 哌仑西平

    D. 丙谷胺   E. 硫糖铝

(四)问答题(15分)

1. 简述青霉素G的抗菌谱。(5分)

2. 如何防治去甲肾上腺素注射给药引起的局部组织缺血坏死？（10分）

（卢林屹　秦红兵）

综合测试练习（二）

（一）名词解释（每题3分，计15分）

1. 药物效应动力学
2. 首过效应
3. 副作用
4. 周期特异性药
5. 依赖性

（二）填空题（每空格0.5分，计15分）

1. 药物作用的两重性是指_____和_____。
2. 药物毒性反应中的"三致"包括_____、_____、_____。
3. 药物的体内过程包括_____、_____、_____、_____。
4. 毛果芸香碱对眼睛的作用有_____、_____、_____。
5. 肾上腺素可用于治疗_____、_____、_____和_____等。
6. 抑制胃酸分泌药分为_____、_____、_____和_____四类。
7. _____与_____、_____组成"冬眠合剂"，主要用于严重感染、感染性休克、甲状腺危象等的辅助治疗。
8. 阿司匹林的不良反应包括_____、_____、_____、_____和_____等。
9. 阿托品的禁忌证包括_____和_____。

（三）选择题

【单项选择题】（每题0.5分，计45分）

1. 药动学是研究
   A. 药物作用规律　　　　　　　　B. 药物如何影响机体
   C. 机体如何对药物进行处置　　　D. 合理用药的治疗方案
   E. 药物发生动力学变化的原因

2. 药物在血浆中与血浆蛋白结合后可使
   A. 药物作用增强　　　B. 药物代谢加快　　　C. 药物转运加快
   D. 药物排泄加快　　　E. 药物暂时失去药理活性

3. 某药半衰期为8h，一次给药后，药物在体内基本消除时间为
   A. 10h左右　　　　　B. 20h左右　　　　　C. 30h左右
   D. 40h左右　　　　　E. 50h左右

4. 关于受体部分激动药的叙述，错误的是
   A. 药物与受体有亲和力
   B. 药物与受体有较弱的内在活性
   C. 与受体激动药合用则增强激动药的效应
   D. 单独使用有较弱的受体激动效应
   E. 具激动药和拮抗药的双重特点

5. 药物跨膜转运最主要方式是
   A. 易化扩散　　　　　B. 简单扩散　　　　　C. 膜孔扩散
   D. 跨膜扩散　　　　　E. 主动转运

6. 下列给药途径中,产生首过消除现象的是
   A. 直肠给药　　　　　B. 舌下给药　　　　　C. 口服给药
   D. 皮下注射　　　　　E. 静脉注射

7. 药物产生副作用的药理学基础是
   A. 用药剂量过大　　　B. 给药剂量过大　　　C. 患者肝肾功能不良
   D. 药物作用选择性低　E. 机体对药物敏感性高

8. 肌内注射阿托品治疗胆绞痛引起的心悸,称为
   A. 毒性反应　　　　　B. 副反应　　　　　　C. 后遗反应
   D. 超敏反应　　　　　E. 特异质反应

9. 服用巴比妥类药物出现"宿醉"现象,属于
   A. 后遗反应　　　　　B. 停药反应　　　　　C. 特异质反应
   D. 过敏反应　　　　　E. 副反应

10. 下列药物中,治疗指数最大的药物是
    A. A 药的 LD_{50} 50mg, ED_{50} 100mg　　B. B 药的 LD_{50} 100mg, ED_{50} 50mg
    C. C 药的 LD_{50} 500mg, ED_{50} 250mg　D. D 药的 LD_{50} 100mg, ED_{50} 25mg
    E. E 药的 LD_{50} 50mg, ED_{50} 10mg

11. 神经末梢去甲肾上腺素消除的主要方式是
    A. 被单胺氧化酶(MAO)破坏　　B. 被儿茶酚氧位甲基转移酶(COMT)破坏
    C. 被肝药酶破坏　　　　　　　D. 被胆碱酯酶水解
    E. 被突触前膜和囊泡膜再摄取

12. 治疗重症肌无力可选用
    A. 新斯的明　　　　　B. 毛果芸香碱　　　　C. 毒扁豆碱
    D. 山莨菪碱　　　　　E. 阿托品

13. 毛果芸香碱用于虹膜炎的目的是
    A. 消除炎症　　　　　　　　　B. 防止穿孔
    C. 防止虹膜与晶状体的粘连　　D. 促进虹膜损伤的愈合
    E. 抗微生物感染

14. 新斯的明的禁忌证是
    A. 青光眼　　　　　　　　　　B. 阵发性室上性心动过速
    C. 重症肌无力　　　　　　　　D. 机械性肠梗阻
    E. 尿潴留

15. 氯解磷定解救有机磷酸酯类中毒是因为其能
    A. 复活胆碱酯酶　　　　　　　B. 对抗乙酰胆碱
    C. 阻断 M 胆碱受体　　　　　D. 阻断 N 胆碱受体
    E. 对抗有机磷酸酯类的毒性

16. 与阿托品阻断 M 胆碱受体无关的作用是
    A. 松弛内脏平滑　　　B. 抑制腺体分泌　　　C. 解除小血管痉挛

D. 心率加快　　　　　　　E. 瞳孔扩大

17. 可用于抗晕动病和抗帕金森病的药物是
    A. 山莨菪碱　　　　　　B. 东莨菪碱　　　　　　C. 哌仑西平
    D. 溴丙胺太林　　　　　E. 阿托品

18. 阿托品的适应证**不包括**
    A. 有机磷酸酯类中毒　　B. 胆绞痛　　　　　　　C. 窦性心动过速
    D. 休克　　　　　　　　E. 麻醉前给药

19. 阿托品**禁用于**
    A. 青光眼　　　　　　　B. 胃肠痉挛　　　　　　C. 支气管哮喘
    D. 心动过缓　　　　　　E. 感染性休克

20. 去甲肾上腺素治疗上消化道出血时的给药方法是
    A. 静脉注射　　　　　　B. 皮下注射　　　　　　C. 肌内注射
    D. 口服稀释液　　　　　E. 雾化吸入

21. 关于麻黄碱的叙述,正确的是
    A. 使肾血管呈显著收缩　　　　　　B. 舒张肾血管,使肾血流量增加
    C. 主要舒张骨骼肌血管　　　　　　D. 中枢兴奋作用较显著
    E. 直接减慢心率,抑制心肌收缩力

22. 治疗过敏性休克首选
    A. 肾上腺素　　　　　　B. 多巴胺　　　　　　　C. 异丙肾上腺素
    D. 去氧肾上腺素　　　　E. 多巴酚丁胺

23. 选择性激动 β_1 受体的药物是
    A. 肾上腺素　　　　　　B. 去甲肾上腺素　　　　C. 多巴酚丁胺
    D. 多巴胺　　　　　　　E. 异丙肾上腺素

24. 氯丙嗪过量引起血压下降,升高血压可选用
    A. 肾上腺素　　　　　　B. 去甲肾上腺素　　　　C. 阿托品
    D. 多巴胺　　　　　　　E. 异丙肾上腺素

25. 常作为去甲肾上腺素的良好代用品,用于各种休克早期或其他低血压的药物是
    A. 肾上腺素　　　　　　B. 麻黄碱　　　　　　　C. 异丙肾上腺素
    D. 多巴胺　　　　　　　E. 间羟胺

26. 急、慢性鼻炎,鼻窦炎引起鼻充血时,可用于滴鼻的药物是
    A. 去甲肾上腺素　　　　B. 麻黄碱　　　　　　　C. 异丙肾上腺素
    D. 肾上腺素　　　　　　E. 多巴胺

27. 可用于治疗青光眼的是
    A. 阿替洛尔　　　　　　B. 吲哚洛尔　　　　　　C. 拉贝洛尔
    D. 普萘洛尔　　　　　　E. 噻吗洛尔

28. 静脉滴注去甲肾上腺素发生外漏,最佳的处理方式是
    A. 局部注射阿托品　　　　　　　　B. 肌内注射酚妥拉明
    C. 局部注射酚妥拉明　　　　　　　D. 局部注射 β 受体阻断药
    E. 局部用氟轻松软膏

29. 治疗外周血管痉挛性疾病可选用
    A. 酚妥拉明　　　　　B. 利多卡因　　　　　C. 拉贝洛尔
    D. 噻吗洛尔　　　　　E. 普萘洛尔

30. 丁卡因**不用于**
    A. 蛛网膜下隙麻醉　　B. 浸润麻醉　　　　　C. 表面麻醉
    D. 传导麻醉　　　　　E. 硬膜外麻醉

31. 苯巴比妥过量中毒,为了促使其快速排泄应
    A. 碱化尿液,使解离度增大,增加肾小管再吸收
    B. 碱化尿液,使解离度减小,增加肾小管再吸收
    C. 碱化尿液,使解离度增大,减少肾小管再吸收
    D. 酸化尿液,使解离度增大,减少肾小管再吸收
    E. 酸化尿液,使解离度增大,增加肾小管再吸收

32. 地西泮**不具有**的作用是
    A. 镇静催眠　　　　　B. 抗焦虑　　　　　　C. 抗精神病
    D. 抗惊厥　　　　　　E. 抗癫痫作用

33. 具有肝药酶诱导作用的药物是
    A. 硫喷妥钠　　　　　B. 地西泮　　　　　　C. 氯霉素
    D. 苯巴比妥　　　　　E. 异烟肼

34. 解救地西泮中毒的特异性拮抗药是
    A. 硫喷妥钠　　　　　B. 地西泮　　　　　　C. 水合氯醛
    D. 苯巴比妥　　　　　E. 氟马西尼

35. 癫痫大发作合并小发作的首选药物是
    A. 乙琥胺　　　　　　B. 卡马西平　　　　　C. 扑米酮
    D. 丙戊酸钠　　　　　E. 苯妥英钠

36. 对惊厥治疗**无效**的是
    A. 硫酸镁口服　　　　B. 硫酸镁注射　　　　C. 苯巴比妥肌内注射
    D. 地西泮静脉注射　　E. 水合氯醛灌肠

37. 左旋多巴的增效剂是
    A. 溴隐亭　　　　　　B. 金刚烷胺　　　　　C. 卡比多巴
    D. 苯海索　　　　　　E. 多巴胺

38. 锥体外系反应较轻的药物是
    A. 氟哌啶醇　　　　　B. 五氟利多　　　　　C. 舒必利
    D. 氯丙嗪　　　　　　E. 奋乃静

39. 可用于治疗阿尔茨海默病的药物是
    A. 左旋多巴　　　　　B. 他克林　　　　　　C. 芬太尼
    D. 喷他佐辛　　　　　E. 司来吉兰

40. 具有抗躁狂症作用的是
    A. 丙咪嗪　　　　　　B. 氯米帕明　　　　　C. 多塞平
    D. 帕罗西汀　　　　　E. 碳酸锂

41. 可用于治疗心源性哮喘的药物是
    A. 哌替啶　　　　　　　　B. 苯妥英钠　　　　　　　　C. 肾上腺素
    D. 喷他佐辛　　　　　　　E. 阿托品

42. 解热镇痛药的镇痛机制是
    A. 激动中枢阿片受体　　　　　　　B. 抑制多巴胺受体
    C. 抑制 PG 合成　　　　　　　　　D. 抑制传入神经的冲动传导
    E. 抑制中枢神经系统

43. 关于阿司匹林的叙述,**错误**的是
    A. 只降低过高体温,不影响正常体温　　B. 采用大剂量可预防血栓形成
    C. 能抑制 PG 合成　　　　　　　　　　D. 常用于慢性钝痛
    E. 哮喘患者禁用

44. 吗啡临床**不常用**的原因是
    A. 价格昂贵　　　　　　　B. 来源困难　　　　　　　C. 易产生依赖性
    D. 易引起心律失常　　　　E. 镇痛作用不稳定

45. 治疗急性肺水肿的首选药是
    A. 氢氯噻嗪　　　　　　　B. 螺内酯　　　　　　　　C. 氨苯蝶啶
    D. 呋塞米　　　　　　　　E. 甘露醇

46. 治疗各种原因引起的脑水肿的首选药是
    A. 呋塞米　　　　　　　　B. 氢氯噻嗪　　　　　　　C. 氨苯蝶啶
    D. 螺内酯　　　　　　　　E. 甘露醇

47. 主要用于治疗高血压危象的药物是
    A. 哌唑嗪　　　　　　　　B. 胺碘酮　　　　　　　　C. 硝普钠
    D. 利血平　　　　　　　　E. 普萘洛尔

48. 属于血管紧张素转化酶抑制药的是
    A. 卡托普利　　　　　　　B. 硝苯地平　　　　　　　C. 利血平
    D. 可乐定　　　　　　　　E. 氢氯噻嗪

49. 可引起耳毒性的利尿药是
    A. 呋塞米　　　　　　　　B. 阿米洛利　　　　　　　C. 螺内酯
    D. 氢氯噻嗪　　　　　　　E. 氯噻酮

50. 治疗室性心律失常的首选药物是
    A. 普萘洛尔　　　　　　　B. 胺碘酮　　　　　　　　C. 维拉帕米
    D. 苯妥英钠　　　　　　　E. 利多卡因

51. 可引起高血钾的利尿药物是
    A. 呋塞米　　　　　　　　B. 氢氯噻嗪　　　　　　　C. 环戊噻嗪
    D. 阿米洛利　　　　　　　E. 乙酰唑胺

52. 醛固酮升高引起的水肿应选用
    A. 呋塞米　　　　　　　　B. 氢氯噻嗪　　　　　　　C. 螺内酯
    D. 环戊噻嗪　　　　　　　E. 甘露醇

53. 地高辛中毒引起的心律失常可选用
    A. 普萘洛尔　　　　　　　B. 普鲁卡因胺　　　　　　C. 美西律

D. 苯妥英钠　　　　　　　E. 维拉帕米

54. 属于血管紧张素 II 受体阻断药的是
    A. 硝普钠　　　　　　　B. 氨氯地平　　　　　　C. 依那普利
    D. 氯沙坦　　　　　　　E. 美托洛尔

55. 属于羟甲基戊二酰辅酶 A 还原酶抑制药的是
    A. 考来烯胺　　　　　　B. 辛伐他汀　　　　　　C. 氯贝丁酯
    D. 烟酸　　　　　　　　E. 普罗布考

56. 易引起咳嗽的抗高血压药物是
    A. 卡托普利　　　　　　B. 甲基多巴　　　　　　C. 利血平
    D. 普萘洛尔　　　　　　E. 硝苯地平

57. 伴有哮喘的心绞痛患者**不宜**选用的药物是
    A. 维拉帕米　　　　　　B. 普萘洛尔　　　　　　C. 硝酸甘油
    D. 硝酸异山梨酯　　　　E. 硝苯地平

58. 治疗纤维蛋白溶解亢进所致的出血宜选用
    A. 鱼精蛋白　　　　　　B. 维生素 K　　　　　　C. 氨甲苯酸
    D. 维生素 C　　　　　　E. 垂体后叶素

59. 肝素过量引起的自发性出血宜选用的解救药物是
    A. 鱼精蛋白　　　　　　B. 维生素 K　　　　　　C. 氨甲苯酸
    D. 维生素 C　　　　　　E. 垂体后叶素

60. 华法林过量引起的自发性出血宜选用的解救药物是
    A. 鱼精蛋白　　　　　　B. 维生素 K　　　　　　C. 氨甲苯酸
    D. 维生素 C　　　　　　E. 垂体后叶素

61. 体内外都有抗凝血作用的药物是
    A. 枸橼酸钠　　　　　　B. 华法林　　　　　　　C. 双香豆素
    D. 肝素　　　　　　　　E. 双嘧达莫

62. 铁剂主要用于治疗
    A. 溶血性贫血　　　　　B. 巨幼细胞贫血　　　　C. 再生障碍性贫血
    D. 小细胞低色素性贫血　E. 恶性贫血

63. 组胺 H_1 受体阻断药最常见的副作用是
    A. 心悸　　　　　　　　B. 嗜睡　　　　　　　　C. 口干
    D. 过敏反应　　　　　　E. 耐受性

64. 可用于治疗心源性哮喘和支气管哮喘的药物是
    A. 氨茶碱　　　　　　　B. 沙丁胺醇　　　　　　C. 异丙肾上腺素
    D. 普萘洛尔　　　　　　E. 哌替啶

65. 具有依赖性的中枢镇咳药是
    A. 可待因　　　　　　　B. 喷托维林　　　　　　C. 苯佐那酯
    D. 溴己新　　　　　　　E. 氯化铵

66. 枸橼酸铋钾属于
    A. H_2 受体阻断药　　　B. M 受体阻断药　　　　C. H^+, K^+-ATP 酶抑制剂
    D. 抗酸药　　　　　　　E. 胃黏膜保护药

67. 关于糖皮质激素对血液和造血系统影响的叙述,正确的是
    A. 使血红蛋白减少   B. 使红细胞减少   C. 使中性粒细胞减少
    D. 使血小板减少   E. 使淋巴细胞减少

68. 糖皮质激素类药物**禁用于**
    A. 中毒性菌痢   B. 感染性休克
    C. 活动性消化性溃疡病   D. 重症伤寒
    E. 中毒性肺炎

69. 糖皮质激素隔日疗法的目的是
    A. 提高药物疗效   B. 减少耐受性的产生
    C. 降低医疗费用   D. 降低对肾上腺皮质功能的抑制
    E. 防治类肾上腺皮质功能亢进综合征

70. 糖皮质激素用于结核性脑膜炎,是因为其能
    A. 防止炎症后遗症   B. 提高机体免疫力
    C. 中和毒素   D. 增强抗菌药的抗菌作用
    E. 延缓耐药性产生

71. 经体内转化后才有活性的糖皮质激素是
    A. 地塞米松   B. 泼尼松   C. 泼尼松龙
    D. 氢化可的松   E. 氟轻松

72. 硫脲类药物最严重的不良反应是
    A. 过敏性休克   B. 心律失常   C. 呼吸抑制
    D. 急性肾损伤   E. 粒细胞缺乏

73. 治疗黏液性水肿选用
    A. 甲巯咪唑   B. 卡比马唑   C. 甲状腺激素
    D. 放射性碘   E. 丙硫氧嘧啶

74. 硫脲类药物的作用机制是
    A. 抑制 TSH 分泌   B. 抑制甲状腺碘的摄取
    C. 抑制甲状腺激素的储存   D. 抑制甲状腺激素的释放
    E. 抑制甲状腺激素的合成

75. 磺酰脲类降糖药的作用机制是
    A. 抑制胰岛素降解   B. 加速胰岛素合成
    C. 抑制胰高血糖素释放   D. 刺激胰岛 B 细胞释放胰岛素
    E. 促进外周组织对葡萄糖的利用

76. 能提高机体对胰岛素的敏感性的药物是
    A. 格列本脲   B. 瑞格列奈   C. 阿卡波糖
    D. 罗格列酮   E. 二甲双胍

77. 治疗猩红热的首选药物是
    A. 阿奇霉素   B. 哌拉西林   C. 万古霉素
    D. 头孢哌酮   E. 青霉素 G

78. 可抑制细菌蛋白质合成的抗生素是
    A. 青霉素 G   B. 头孢哌酮   C. 庆大霉素

D. 阿莫西林   E. 两性霉素 B

79. 对青霉素 G 不敏感的细菌是
    A. 溶血性链球菌   B. 白喉棒状杆菌   C. 破伤风芽孢梭菌
    D. 肺炎链球菌   E. 伤寒沙门菌

80. 对幽门螺杆菌有杀菌作用的药物是
    A. 青霉素 G   B. 青霉素 V   C. 苯唑西林
    D. 阿莫西林   E. 羧苄西林

81. 对铜绿假单胞菌有效的抗生素是
    A. 青霉素 G   B. 青霉素 V   C. 苯唑西林
    D. 阿莫西林   E. 羧苄西林

82. 对金黄色葡萄球菌引起的急、慢性骨髓炎应选用
    A. 克林霉素   B. 万古霉素   C. 罗红霉素
    D. 琥乙红霉素   E. 交沙霉素

83. 可引起伪膜性肠炎的药物是
    A. 克林霉素   B. 万古霉素   C. 罗红霉素
    D. 阿莫西林   E. 阿奇霉素

84. 影响骨牙生长的药物是
    A. 罗红霉素   B. 庆大霉素   C. 四环素
    D. 氯霉素   E. 阿莫西林

85. 用于疟疾病因性预防的首选药是
    A. 氯喹   B. 乙胺嘧啶   C. 伯氨喹
    D. 青蒿素   E. 伯氨喹

86. 作为磺胺增效剂的药物是
    A. 甲硝唑   B. 环丙沙星   C. 呋喃唑酮
    D. 甲氧苄啶   E. 万古霉素

87. 治疗深部真菌感染的首选药是
    A. 两性霉素 B   B. 制霉菌素   C. 氟康唑
    D. 环丙沙星   E. 特比萘芬

88. 治疗阴道滴虫病的首选药是
    A. 乙酰胺腙   B. 磷酸氯喹   C. 吡喹酮
    D. 甲硝唑   E. 乙胺嗪

89. 主要作用于 S 期的抗癌药是
    A. 烷化剂   B. 抗癌抗生素   C. 抗代谢药
    D. 长春碱类   E. 激素类

90. 患者,男,9 岁,高热,呼吸困难,双肺有广泛小水泡音,诊断为"支气管肺炎",宜选用
    A. 青霉素 G   B. 阿莫西林   C. 头孢唑啉
    D. 阿奇霉素   E. 万古霉素

【多项选择题】(每题 1 分,计 10 分)

91. 对铜绿假单胞菌有抗菌作用的药物是
    A. 庆大霉素   B. 头孢哌酮   C. 哌拉西林

D. 阿米卡星   E. 罗红霉素

92. 糖皮质激素可用于治疗
   A. 系统性红斑狼疮   B. 急性淋巴细胞性白血病
   C. 感染性休克   D. 活动性消化性溃疡病
   E. 支气管哮喘

93. 联合用药的目的包括
   A. 提高疗效   B. 减少不良反应   C. 延缓耐药性产生
   D. 扩大抗菌谱   E. 增加医院收入

94. 高血压伴肾功能不良的患者宜选用的药物是
   A. 卡托普利   B. 利血平   C. 硝普钠
   D. 可乐定   E. 氯沙坦

95. 可用于控制支气管哮喘急性发作的药物是
   A 克仑特罗   B. 特布他林   C. 色甘酸钠
   D. 氨茶碱   E. 异丙肾上腺素

96. 可用于治疗房室传导阻滞的药物是
   A. 利多卡因   B. 阿托品   C. 异丙肾上腺素
   D. 硝苯地平   E. 普萘洛尔

97. 可用于治疗心绞痛的药物是
   A. 硝酸甘油   B. 硝苯地平   C. 普萘洛尔
   D. 苯妥英钠   E. 阿托品

98. 可用于治疗自身免疫性疾病的药物是
   A. 阿司匹林   B. 对乙酰氨基酚   C. 泼尼松龙
   D. 氯喹   E. 沙丁胺醇

99. 临床常用的抗高血压药物是
   A. 卡托普利   B. 硝苯地平   C. 氯沙坦
   D. 氢氯噻嗪   E. 普萘洛尔

100. 具有抗幽门螺杆菌作用的药物是
   A. 阿莫西林   B. 奥美拉唑   C. 胶体次枸橼酸铋
   D. 替硝唑   E. 庆大霉素

（四）问答题（15分）

1. 为什么过敏性休克首选肾上腺素？（5分）
2. 为什么硝酸甘油与普萘洛尔合用治疗心绞痛？（10分）

（卢林屹 秦红兵）